Coleção

**Fisioterapia em Terapia Intensiva Adulto**

Volume I

AVALIAÇÕES de

# Fisioterapia Para o Paciente Adulto Gravemente Doente

São Paulo

2023

Editora da coleção
CINTIA JOHNSTON

EDITOR CONVIDADO

LUIZ ALBERTO FORGIARINI JÚNIOR

Coleção
**Fisioterapia em Terapia Intensiva Adulto**

Volume I

# AVALIAÇÕES de Fisioterapia Para o Paciente Adulto Gravemente Doente

São Paulo
2023

AMIB
ASSOCIAÇÃO DE MEDICINA INTENSIVA BRASILEIRA

editora dos Editores

CONTEÚDO ORIGINAL

Diretora Editorial e Científica: *Cíntia Johnston*
Produção editorial: *Villa*

Dados Internacionais de Catalogação na Publicação (CIP)
Angélica Ilacqua CRB-8/7057

Avaliações de fisioterapia para o paciente adulto gravemente doente / editora : Cintia Johnston ; editor convidado : Luiz Alberto Forgiarini Júnior. -- São Paulo : Editora dos Editores, 2023.
236 p. : il., color. (Fisioterapia em Terapia Intensiva Adulto ; vol. 1)

ISBN 978-85-85162-54-2

1. Fisioterapia 2. Fisioterapia – Avaliações 3. Doentes em estado crítico - Fisioterapia I. Johnston, Cintia II. Forgiarini Júnior, Luiz Alberto

22-6281 CDD-615.82

Índices para catálogo sistemático:

1. Fisioterapia intensiva



Este livro foi criteriosamente selecionado e aprovado por uma Editora Científica da área específica do saber a que se aplica. A ***Editora dos Editores*** assume o compromisso de delegar a decisão da publicação de seus livros a professores e formadores de opinião com notório saber em suas respectivas áreas de atuação profissional e acadêmica, sem a interferência de seus controladores e gestores, cujo objetivo é entregar o melhor conteúdo para sua formação e atualização profissional de forma ética, segura e inovadora.

*Te desejamos uma ótima leitura!*

editora dos Editores

EDITORA DOS EDITORES
Rua Marquês de Itu, 408 — sala 104 — São Paulo/SP
CEP 01223-000
Rua Visconde de Pirajá, 547 — sala 1121 — Rio de Janeiro/RJ
CEP 22410-900

+55 11 2538-3117
contato@editoradoseditores.com.br
www.editoradoseditores.com.br

Atendimento Interativo
(11) 98308-0227

# Editora

**Profa. Dra. Cíntia Johnston**

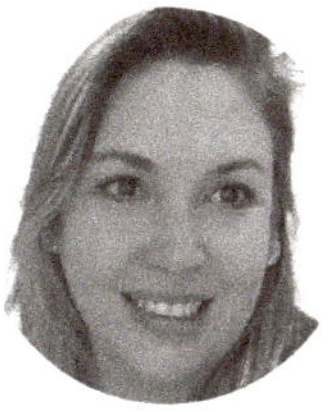

- Fisioterapeuta Intensivista pela Universidade FEEVALE.
- Especialista em Fisioterapia em Terapia Intensiva em Neonatologia/Pediatria pela ASSOBRAFIR-COFFITO.
- Pós-doutora em Pneumologia pela UNIFESP/EPM.
- Doutora em Pediatria/Saúde da Criança pela FAMED-PUC/RS.
- Mestre em Neurociências/Neurocirurgia pela FAMED-PUC/RS.
- MBA em Economia e Gestão em Saúde pelo GRIDES-UNIFESP/EPM.
- Coordenadora Nacional da Pós-graduação Multiprofissional da AMIB/AFYA.
- Coordenadora Nacional da Pós-graduação em Fisioterapia em Terapia Intensiva em Neonatologia pela AMIB/AFYA.
- Membro da Mesa Diretiva da Sociedade Latino-Americana em Terapia Intensiva Pediátrica (SLACIP).
- Presidente do Departamento de Fisioterapia em Terapia Intensiva (DEFITI) – AMIB.
- Membro Titular do Departamento de Fisioterapia e Kinesiologia da SLACIP.
- Membro Titular do Comitê de Pesquisa Clínica em Terapia Intensiva da WFPICCS.
- CEO da TRIPLICARE Saúde, Sao Paulo – Brasil.
- Coordenadora do Serviço de Fisioterapia do Hospital Maternidade SEPACO.
- Profa. Assistente de Pesquisa Clínica em Terapia Intensiva/Neonatologia do Departamento de Pediatria da FMUSP.
- Diretora Editorial e Científica da Editora dos Editores.
- Diretora Acadêmica e Científica do Departamento de Neonatologia e Pediatria da Faculdade Inspirar – Brasil e Portugal.
- Curriculo Lattes: http://lattes.cnpq.br/3003850834415505.
- Redes Sociais:
  - Instagram: @cintiajohnston.oficial
  - FaceBook: #cintiajohnston
  - Twitter: @cintia_johnston
  - YouTube: @canaldoeditor @physiolifecursos

# Editor Convidado

**Luiz Alberto Forgiarini Júnior**

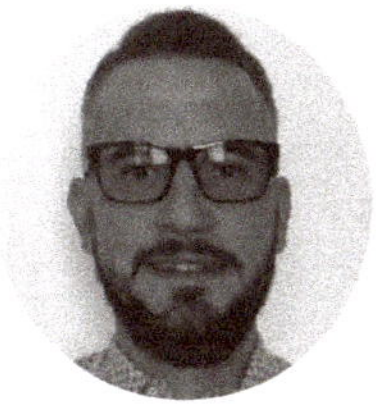

- Fisioterapeuta pelo Centro Universitário Metodista (IPA).
- Especialista em Fisioterapia em Terapia Intensiva Adulto pela Associação Brasileira de Fisioterapia Cardiorrespiratória e Fisioterapia em Terapia Intensiva (ASSOBRAFIR).
- Doutor em Ciências Pneumológicas pela Universidade Federal do Rio Grande do Sul (UFRGS).
- Pós-doutorado pela Faculdade de Medicina da Universidade de São Paulo (USP).

# Colaboradores

### Alexandre Justiniano

Graduado em Fisioterapia pela Universidade Castelo Branco - RJ. Especialização em Fisioterapia em UTI pela Universidade Estácio de Sá. Especialização em Gerontologia e Geriatria Interdisciplinar pela Universidade Federal Fluminense (UFF). Especialista em Fisioterapia Respiratória pela Associação Brasileira de Fisioterapia Cardiorrespiratória e Fisioterapia em Terapia Intensiva (ASSOBRAFIR). Mestrado em Clínica Médica pela Universidade Federal do Rio de Janeiro (UFRJ).

### Alexandre Simões Dias

Fisioterapeuta pelo Centro Universitário Metodista-IPA. Mestre e Doutor em Ciências Biológicas (Fisiologia) pela Universidade Federal do Rio Grande do Sul (UFRGS). Pós-Doutorado pela Universidade de Leon (Espanha). Professor adjunto no curso de Fisioterapia da Escola de Educação Física, Fisioterapia e Dança (ESEFID). Docente e orientador nos Programas de Pós-Graduação em Ciências do Movimento Humano (PPGCMH) e Ciências Pneumológicas (PPGCP) da UFRGS. Ex-Diretor Administrativo da Associação Brasileira de Fisioterapia Cardiorrespiratória e Fisioterapia em Terapia Intensiva (ASSOBRAFIR- 2021-2021).

### Aline Felicio Bueno

Fisioterapeuta pela Universidade Federal do Rio Grande do Sul (UFRGS). Mestre em Ciências Pneumológicas pela UFRGS. Doutoranda do Programa de Pós-Graduação em Ciências do Movimento Humano (PPGCMH-UFRGS).

### André Luiz Lisboa Cordeiro

Doutor e Mestre em Medicina e Saúde Humana pela Escola Bahiana de Medicina e Saúde Pública (EBMSP). Especialista em Fisioterapia em Terapia Intensiva Adulto pela Associação Brasileira de Fisioterapia Cardiorrespiratória e Fisioterapia em Terapia Intensiva (ASSOBRAFIR/COFFITO). Docente do Centro Universitário Nobre (UNIFAN). Docente da Unidade de Ensino Superior de Feira de Santana (UNEF), Docente da Escola Bahiana de Medicina e Saúde Pública (EBMSP) e Sanar Saúde.

## Bruno Prata Martinez

Especialista Profissional em Fisioterapia em Terapia Intensiva e Respiratória. Doutor em Medicina e Saúde pela Escola Bahiana de Medicina e Saúde Pública. Professor Adjunto da Universidade Federal da Bahia (UFBA) e da Universidade do Estado da Bahia (UNEB).

## Carlos Fernando Ronchi

Fisioterapeuta. Mestre e Doutor em Fisiopatologia em Clínica Médica pela Faculdade de Medicina de Botucatu (UNESP). Professor Adjunto do Curso de Graduação em Fisioterapia e do Programa de Pós-Graduação - Mestrado em Fisioterapia da Universidade Federal de Uberlândia (UFU).

## César Augusto Melo e Silva

Pós-doutorado em Medicina Experimental pelaUniversité Laval, Québec - QC, Canadá. Fisioterapeuta do Núcleo de Integração Funcional. Brasília - DF, Brasil. Laboratório de Fisiologia Experimental da Faculdade de Medicina da Universidade de Brasília, Brasília - DF, Brasil.

## Christiane Perme

PT CCS FCCM. Rehab Education Specialist. Houston Methodist Hospital.

## Dirceu Costa

Docente do Curso de Graduação em Fisioterapia e do Programa de Pós-graduação em Ciências da Reabilitação da Universidade Nove de Julho (UNINOVE).

## Juliana da Silva Munhoz da Silva

Fisioterapeuta pelo Centro Universitário Metodista (IPA). Mestranda em Saúde e Desenvolvimento Humano pela Universidade LaSalle. CEO UTI AUX – aplicativo auxiliar em terapia intensiva.

**Monica Damasceno**

PT DPT. The University of Texas MD Anderson Cancer Center - Senior Physical Therapist.

**Sandro Suares**

Fisioterapeuta Especialista em Fisioterapia em Terapia Intensiva. Supervisor de Fisioterapia no Hospital Geral Roberto Santos (HGRS). Coordenador da Pós-graduação InterFisio em Fisioterapia hospitalar com ênfase em UTI nos estados da Bahia, Sergipe e Ceará. CEO na Suárez Qualificação em saúde. Docente de Pós-Graduação.

**Umilson dos Santos Bien**

Docente do Curso de Graduação em Fisioterapia e do Programa de Pós-graduação em Ciências da Reabilitação da Universidade Nove de Julho (UNINOVE).

## Apresentação da Coleção

A Coleção Fisioterapia em Terapia Intensiva Adulto visa abordar temas atuais que envolvem os fisioterapeutas atuantes nesta área do saber, seja na docência ou discência na graduação e pós-graduação em fisioterapia, seja como profissional ligado a assistência hospitalar ao paciente gravemente doente.

Trata-se de uma Obra que também auxilia na tomada de decisões a beira leito, sendo de leitura rápida e objetiva.

O volume I da Coleção aborda temas relacionados a Avaliação de Fisioterapia para o doente gravemente doente em Unidade de Terapia Intensiva (UTI).

Esta Coleçao Especial, com o tema central "Fisioterapia em Terapia Intensiva Adulto" conta um time de Editores e Colaboradores experientes, cientifica e tecnicamente, reconhecidos nacional e internacionalmente por suas atuações em ensino, pesquisa e assistência clinica hospitalar ao paciente gravemente doente.

Ao ler o Volume I da Coleção "Fisioterapia em UTI Adulto" você ira conhecer as ferramentas e protocolos de avaliação de fisioterapia com aplicabilidade neste contexto.

## Apresentação do Volume

A Coleção *Fisioterapia em Terapia Intensiva Adulto* visa abordar temas atuais que envolvem os fisioterapeutas atuantes nesta área do saber, seja na docência ou discência na graduação e pós-graduação em fisioterapia, seja como profissional ligado a assistência hospitalar ao paciente gravemente doente.

Trata-se de uma Obra que também auxilia na tomada de decisões a beira leito, sendo de leitura rápida e objetiva.

O volume I da Coleção aborda temas relacionados a Avaliação de Fisioterapia para o doente gravemente doente em Unidade de Terapia Intensiva (UTI).

Esta Coleção Especial, com o tema central "Fisioterapia em Terapia Intensiva Adulto" conta um time de Editores e Colaboradores experientes, científica e tecnicamente, reconhecidos nacional e internacionalmente por suas atuações em ensino, pesquisa e assistência clínica hospitalar ao paciente gravemente doente.

Ao ler o Volume I da *Coleção "Fisioterapia em UTI Adulto"* você irá conhecer as ferramentas e protocolos de avaliação de fisioterapia com aplicabilidade neste contexto.

# Prefácio

É com grande honra que escrevo o prefácio do livro *Condutas em Fisioterapia*, composto por 10 capítulos, que proporciona ao fisioterapeuta todos os conhecimentos de que o profissional necessita para prestar um atendimento eficaz e completo ao paciente que precisa de tratamento fisioterapêutico.

Os autores do livro, a Professora Cíntia Johnston e o Professor Luiz Alberto Forgiarini Júnior, têm amplo conhecimento científico e acadêmico e vasta prática profissional, capacidades que os credenciam para transmitir ensinamentos objetivos e essenciais aos fisioterapeutas que estão na linha de frente, relacionando-se diariamente com os pacientes e tendo de adotar condutas de diagnóstico e tratamento.

A Professora Cíntia Johnston já possui um vasto currículo científico e é autora de outros cinco livros, características que explicitam o seu vasto domínio editorial e sua plena habilidade para construção de textos didáticos e orientados para a necessidade de aprendizado e atualização dos leitores, tornando a leitura agradável e os conceitos de fácil compreensão pelo leitor.

O Professor Luiz Alberto Forgiarini Júnior possui ampla experiência e conhecimento prático, baseado no vasto histórico profissional de desenvolvimento e adoção de condutas de diagnóstico e de tratamento que trouxeram benefícios para a recuperação de pacientes e de suas patologias.

A reunião das práticas, dos conhecimentos e das habilidades dos autores, no livro *Condutas em Fisioterapia*, presenteia o leitor com uma publicação inédita que será utilizada diariamente, durante o atendimento ao paciente, e que servirá como referência para consulta e esclarecimento de dúvidas pelo fisioterapeuta.

Parabenizo, com grande admiração e respeito, os Professores Cíntia Johnston e Luiz Alberto Forgiarini Júnior pela idealização e lançamento do desta obra que traz a excelência dos conhecimentos e a prática da fisioterapia.

*Alexandre Massa Rzezinski*

Editor

# Sumário

CAPÍTULO 1

# História da Fisioterapia na Unidade de Terapia Intensiva no Brasil

Dirceu Costa
Umilson dos Santos Bien

## Resumo

Para abordarmos este tema, especialmente sobre os aspectos históricos, ou que fundamentaram e justificaram a participação da fisioterapia em Unidades de Terapia Intensiva, é imprescindível buscar elementos empíricos que remontam séculos, trazendo até os dias atuais, dentro de fundamentação metodológica científica, tanto a história da própria terapia intensiva enquanto tal, quanto da fisioterapia respiratória e da fisioterapia em terapia intensiva, particularmente a atuação do fisioterapeuta frente a Ventilação Mecânica, no Brasil.

Ao buscarmos informações históricas sobre este tema, não é raro encontrarmos certas fundamentações e bases fisiológicas, muito antes mesmo da regularização das profissões, ou da organização acadêmica que, ao longo dos anos foram dando espaço às especializações, profissões e, neste caso, em especial, à locais de uso e com equipamentos apropriados. Tal aspecto é muito bem detalhado no trabalho de Arthur S. Slutsky, publicado em 2015, no qual considera que as origens da moderna ventilação mecânica podem ser rastreadas até mesmo por mais de cinco séculos.[1] Como é frequente no processo evolutivo das ciências, todos os grandes avanços aconteceram com base em necessidades contemporâneas. Na saúde, de um modo geral, tanto os episódios das grandes guerras, quanto o surgimento de intensas e abrangentes epidemias, sempre motivaram, pela própria necessidade, o surgimento de avanços na busca da cura, minimização e/ou resolução daquele problema, dando oportunidade ao surgimento de especialidades em várias profissões da área da saúde.

Assim se deu o surgimento dessas especialidades, em especial a Terapia Intensiva, na qual a fisioterapia, mais precisamente a fisioterapia respiratória, abraçou e caminhou junto, como uma especialidade integrante dessa multiprofissionalidade, com intensa atuação do fisioterapeuta nas Unidades de Terapia Intensiva (UTI) do Brasil e do mundo.

É importante ressaltar que embora a fisioterapia respiratória tenha sido a responsável pela inserção desse profissional de forma efetiva e imprescindível no ambiente de UTI, a atuação do Fisioterapeuta Intensivista, ocorre, incialmente pela necessidade de implementar programas de mobilização precoce, além de utilizar vários recursos físicos para a prevenção e de alterações neuromusculoesqueleticas, numa visão humanizada e global.

A Terapia Intensiva passou, ao longo dos anos, buscando formas de salvar vidas, o que o fez com uma boa dose de maestria, sempre quebrando paradigmas no âmbito do tratamento de pacientes gravemente doentes, mas também buscando minimizar os efeitos adversos dos cuidados necessários a manutenção da vida, principalmente de doentes dependentes da Ventilação Mecânica, o que faz até os dias de hoje.

Faça suas anotações aqui

## História e Evolução da Terapia Intensiva e da Ventilação Mecânica

Sempre que tratamos de elementos históricos no âmbito da saúde é imprescindível reportar-se àquele que ao longo do tempo tem sido denominado o "pai da medicina", Hipócrates, 460-377 a. C, que registrara o uso da vaporização inalada para a cura ou melhora de doenças broncopulmonares, dentre outras observações relatas em documentos históricos. Da mesma forma, em narrativa de Sternbach et al. 2001[2], o destaque à Galeno, que também viveu no século II d. C., desempenhando importante papel na introdução da importância da estrutura anatômica para a compreensão da doença. Especificamente Galeno havia explorado a respiração, com o entendimento de que o ato físico da respiração era necessário para manter a circulação, ou fazer o coração bater. Fato esse que semelhantemente levou alguns autores e destacá-lo como um dos precursores da biomecânica.

Diversos são os eventos da antiguidade que buscavam sempre a cura e o restabelecimento da saúde, porém nem sempre há registros dos mesmos, senão especulações, sendo que após um longo período sem registros históricos que pudessem guardar relação com o tema Terapia Intensiva e/ou Ventilação Mecânica, no século XVI estes começaram a reaparecer. Em 1953, o famoso anatomista Adreas Versalius[3] ao contestar muitas das teorias de Galeno, também pode contribuir naquela época com os avanços da Ventilação Mecânica, por meio da dessecação de pulmões de animais de laboratório, após óbito por provável barotrauma.

Os séculos foram se passando e muitas foram as contribuições, ainda que não específicas sobre a Terapia Intensiva, mas que puderam, ao longo dos anos, trazer importantes contribuições, como foi o caso de certos episódios responsáveis pelo surgimento da própria Ventilação Mecânica. Num desses episódios, consta que William O Tossach pode, na primeira metade do século XVII, "ressuscitar" (salvar a vida) de um mineiro de carvão, após sobrar fortemente próximo à sua boca. Isso estimulou John Fothergill, em 1744[4] a publicar um ensaio clínico, envolvendo o uso de um par de foles para ventilar pacientes em circunstâncias semelhantes àquela, com a justificativa de que os pulmões poderiam não resistir aos prejuízos ou à pressão do um sopro de um outro homem, mas sim de um fole com "pressão controlada".

Nesta época, a preocupação que perdura até os dias atuais, também o era com os possíveis efeitos colaterais desse tipo de intervenção terapêutica. Ainda assim, os estudos prosseguiram e em 1829, d'Etioles pode demonstrar em ensaios experimentais que o uso de foles para ventilação poderia causar pneumotórax, sendo que em 1837 a Sociedade Royal Humana resolveu remover da sua lista de tratamentos, tanto a ventilação por foles, quanto a respiração boca-a-boca[5]. Período esse, em que a Ventilação Mecânica e, por consequência a Terapia Intensiva teve um importante processo de evolução.

A Ventilação Mecânica foi originalmente introduzida para aplicação em doentes com pulmão funcionalmente normal, essencialmente para substituir a "bomba neuromuscular" em certas situações clínicas, tais como em paciente em estado de coma, em cirurgia de poliomielite, dentre outras. Nestas situações a Ventilação Mecânica era realizada com baixos níveis pressóricos e eram relativamente seguras, porém substancialmente diferente no que se refere ao auxílio nas trocas gasosas de pacientes com doenças pulmonares graves, bem mais sensíveis a lesões mecânicas. Tal situação contribuiu para a compreensão de que os aparelhos de suporte ventilatório com pressão negativa foram menos eficazes na manutenção das trocas gasosas, o que culminou com os avanços tecnológicos, registrados bem mais tarde pelos estudos de Bjorn Aagen Ibsen 1949[6], reforçando o uso da ventilação por pressão positiva, pois esta poderia proporcionar trocas gasosas de forma mais adequada. Mas, tendo em vista as possibilidades de ferimento nos pulmões, levando ao barotrauma, novos estudos caminharam no sentido cada vez mais protetivo ao sistema respiratório do paciente[6]. Ao se considerar o período que envolveu o século XIX e parte do século passado, a Ventilação Mecânica tese seu maior desenvolvimento, ainda que não os maiores avanços científicos, porém sempre baseado em aspectos fisiológicos, especificamente com base na pressão subatmosférica aplicada sobre o corpo do paciente. Alfred & Jones, 1864[7], inventaram um dos primeiros dispositivos bodyenclosing, no qual o paciente era colocado sentado em uma caixa totalmente fechada em torno de seu corpo, ficando apenas o pescoço para fora. Nesta Caixa havia um êmbolo, utilizado para diminuir a pressão da mesma, causando a expansão do corpo do paciente, estimulando a entrada de ar nos pulmões, sendo que o inverso produzia a saída do ar e, consequentemente ocorria a expiração.

Com base nesse estudo, mais atarde, em 1876 Alfred Woillez inventou o primeiro ventilador mecânico, que o denominou de "spirophore"[8]. Mas, foi no século seguinte que de fato surgiu o então denominado "Pulmão de Aço", desenvolvido por Drinker & Shaw, 1929[9], usado para tratar pacientes com a poliomielite. O Pulmão de Aço, que consistia basicamente em uma câmara hermética conectada a uma bomba de ar, originalmente concebida para ajudar as vítimas da inalação de gases foi considerado como uma das primeiras máquinas do "suporte à vida", e que teve fundamental importância na Ventilação Mecânica. Mais tarde, os pulmões de aço se tornariam famosos por manter vivos os pacientes de poliomielite e foi então patenteado por Peter Lord[8]. Em casos graves, quando a doença paralisava os músculos respiratórios, o pulmão de aço assegurava a respiração dos pacientes[10] ainda que por um tempo limitado, mas impulsionando de certa forma a criação de espaços especiais dentro dos hospitais, mais tarde denominados de Centros de Terapia Intensiva (CTI)[10].

Apesar do inquestionável avanço que o pulmão de aço trouxe para a Ventilação Mecânica, o acesso ao paciente, sobretudo para se proceder ao desmame, era extremamente difícil. Isso, motivou a novos estudos e aprimoramentos, dentre os quais a construção de uma sala (ventilador sala), contendo enormes pistões que geravam mudanças pressóricas no corpo do paciente, forçando à entrada do ar nos seus pulmões. O então "ventilador sala" continha uma porta para o acesso da equipe médica, a fim de cuidar do paciente. Dado ao seu alto custo, James Wilson desenvolveu uma sala de ventilação, em que vários pacientes podem ser tratados e, avançando um pouco mais, Wilhelm & Schwake criaram a Câmara Pneumática"[12]. Como mencionado, com o surgimento de grandes epidemias e adventos que afetaram a saúde humana, quase que necessariamente, surgiram os avanços científicos e tecnológicos de técnicas e procedimentos, com vista à resolução do problema. Por volta da metade do século passado esse aspecto tornou-se marcante com o ressurgimento da poliomielite. Isso fez com que a Ventilação Mecânica passasse a despertar bem mais atenção, o que ficou marcante em grandes eventos mundiais, como foi o caso da Conferência Internacional de Copenhague, que atraiu a participação de pesquisadores do mundo todo, que atuavam no combate a essa doença, a qual havia aumentado consideravelmente, causando destruição bulbar e consequente paralisia dos músculos respiratórios[13].

O processo evolutivo da Ventilação Mecânica, neste período, foi determinante para reduzir substancialmente o número de mortes de pacientes com a poliomielite, ainda que com o amplo aumentado das traquesotomias[14].

Nem por isso, os problemas deixaram de aparecer e, um deles, provavelmente dado ao grande aumento de novos casos da epidemia, foi de ordem logística, ou seja, não havia capacidade manual para ventilar todos os pacientes, que chegava até 70 pacientes ventilados manualmente, de forma simultânea, fato este que levou os hospitais a construir as Unidades de Terapia Intensiva (UTI).

O foco principal naquela ocasião, que era a "substituição" dos músculos respiratórios, passou então a voltar-se para a oxigenação[15,] o que ocorreu concomitantemente à importantes avanços na investigação realizada por Barach, sobre a ventilação por pressão positiva[14], que contou mais tarde, na década de 1960, com mudanças significativas, ao se constatar a toxidade do oxigênio sobre os tecidos corporais.

Há importantes defesas de que os mais significantes avanços das modalidades da Ventilação Mecânica surgiram neste período, entre 1960 e 1970 pois, como alguns exemplos disso, Ashbaugh, et al., 1967[14] destacaram a importância do uso da Pressão Positiva Expiratória Final (PEEP). Mais tarde rebatida por Bone, et al., 1970, que apesar do sucesso no emprego desse recurso, constataram barotrauma em seus pacientes com Síndrome do Desconforto Respiratório Agudo (SDRA)[16]. A premissa de que esses dados tiveram importância considerável para a evolução da Ventilação Mecânica, baseia-se no fato de que até a atualidade, o uso da PEEP, particularmente na SDRA, permanece controversa, mas com resultados de aumento da sobrevida em paciente com SDRA, particularmente quando instituímos a estratégia ventilatória protetora, ventilação em posição prona e manobras recrutamento alveolar.

Um outro aspecto que também passou a receber atenção foi o possível edema pulmonar, pois Webb e Tierney, 1974 constatou que o uso de altas pressões de distensão em ratos causava edema pulmonar fatal[17].

Tendo em vista se tratar de um método de suporte ventilatório que salvou muitas vidas, a Ventilação Mecânica, apesar de todos os riscos que causava nos pacientes, nunca foi abandonada. Muito pelo contrário, foi sempre, cada vez mais explorada e estudada, como ainda ocorre até a atualidade. Dentre as inquietações que motivaram novos estudos sobre a Ventilação Mecânica, Tremblay et al. 1998, identificaram consequências biológicas da Ventilação Mecânica que levavam a atelectrauma ou a hiperdistensão, liberando mediadores no pulmão que produziam lesão e a denominaram de "biotrauma"[18, 19].

Atualmente a Ventilação Mecânica tem sido considerada uma ferramenta imprescindível e frequentemente aplicada na UTIs do Brasil e do mundo, despertando sempre o interesse por estudos e aprimoramentos sobre os cuidados intensivos mais atuais, sempre destacando os cuidados e estratégias de proteção pulmonar. O fisioterapeuta, neste contexto, tem assumido importante papel na condução ventilatória e principalmente no desmame ventilatório de forma mais rápida, efetiva e segura[20].

## Evolução da Fisioterapia na Terapia Intensiva no Brasil

Semelhantemente à história mundial da Terapia Intensiva e da Ventilação Mecânica, os registros de aspectos que nortearam a evolução da fisioterapia no Brasil, independentemente se com ou sem a fisioterapia formalmente, foram os mesmos, pois no período que corresponde à Primeira Guerra Mundial, de 1914 a 1918[21], surgiram avanços especificamente na área da saúde, principalmente pelas necessidades de tratamento aos soldados mutilados de Guerra, ainda que o Brasil tenha tido restrita participação neste episódio. Cabe destacar que em 1910, Pasteur[22] descobriu que muitos pacientes apresentavam colapso pulmonar agudo durante as cirurgias abdominais, muito frequente nos acidentes de guerra, e necessitavam da reexpansão pulmonar pós-operatória, técnica essa que até os dias atuais tem sido utilizada pela fisioterapia respiratória e/ou fisioterapia em terapia intensiva. Deste então, as cirurgias, sobretudo as abdominais, necessitavam de cuidados intensivos em qualquer país. Logo depois, MacMahon, em 1915[23] descreveu, talvez pela primeira vez, sobre o uso dos exercícios respiratórios para pacientes com lesões pulmonares, pleurais e do músculo diafragma, ou lesões por projétil no tórax de um modo geral, que também eram frequentes durante os combates de Guerra, não menos comum na atualidade, em certos centros urbanos nos quais a conhecida “bala perdida” preenche a rotina dos noticiários. Todos esses eventos sempre aconteceram, e a fisioterapia, ainda que de forma não formal, sempre pode ter sua participação.

No Brasil se deu o primeiro registro oficial da fisioterapia com a criação do Departamento de Eletricidade Médica na Universidade de São Paulo da Faculdade de Medicina (FMUSP) na cidade de São Paulo, em 1919[24]. Nesta época, entre 1920 e 1930, e com diferentes denominações, a fisioterapia começava a fazer seus primeiros registros oficiais em diversa regiões do planeta e, com a denominação de kinesiologia respiratória, na Europa (Itália e Espanha), essa especialidade começou a ser oficialmente registrada. Na América do Sul, especialmente na Argentina, os chamados neumo-kinesiólogos tiveram importante participação nesse processo evolutivo. Nos Estados Unidos, esses profissionais eram e ainda são denominados de terapeuta físico, embora também exista o fisioterapeuta respiratório[25].

A atuação do fisioterapeuta na Terapia Intensiva, no Brasil, só teve seu início bem mais tarde[25], pois até então a profissão ainda não existia oficialmente. Com a fundação, em 1929, do primeiro Serviço de Fisioterapia do então denominado Instituto do Radium Arnaldo Vieira de Carvalho, também na USP, o qual funcionava em nível técnico, por não haver ainda a profissão de fisioterapeuta em nosso país, a profissão iniciava um longo processo de reconheciemnto[24].

Enquanto isso, Jackson & Jackson[26] publicaram importante artigo sobre as vantagens do uso da drenagem postural associada à tosse assistida e, em 1933, o fisioterapeuta Winifred Linton[26] do Brompton Hospital de Londres, introduziu os exercícios respiratórios localizados para pacientes que haviam sido submetidos a cirurgias torácicas; mais tarde, em 1938[28] recomendou também para esses pacientes a drenagem brônquica. Mas, apesar desses dados históricos, cabe destacar que entre as décadas de 1940 e 1950 há certa escassez de informações sobre a evolução da terapia intensiva, mundialmente e no Brasil, o que foi retomado com bastante intensidade nas décadas de 1960 e 1970. Independentemente disso, muitos foram os avanços científicos sobre os estudos do tratamento das bronquiectasias e da tuberculose pulmonar, em especial os de Winifred Linton do St Bartholomeu's Hospital, em 1933, e do Dr. Hoberts do Bromptom Hospital, em 1934, ambos ingleses[27]. No Brasil a tuberculose teve um intenso acometimento nesta época.

Além disso, também houve avanço nos estudos dos exercícios respiratórios e da drenagem postural, demonstrando, naquela época, por Heckscher, 1945[29], os benefícios sintomatológicos e fisiológicos dessas técnicas da fisioterapia respiratória sem, contudo ser encontrado registros da Terapia Intensiva, enquanto tal, que não registrava grandes eventos, mas demonstrava a preocupação com o paciente critico ou cirúrgico, pois Palmer & Sellick, 1953[30], descobriram as vantagens do emprego conjunto de várias técnicas e descreveram, pela primeira vez, o uso da percussão vibratória e da tapotagem associadas à drenagem postural e aos exercícios respiratórios, assim como o uso da inalação de isomelanina antes e após cirurgias abdominais, evidenciando que o emprego do conjunto desses procedimentos de fisioterapia respiratória era bastante eficaz na prevenção das atelectasias de um expressivo número de pacientes operados.

Diversos outros estudos caminharam neste sentido, como o de Thoren, 1954[21], que empregou a respiração diafragmática e a respiração profunda em decúbito lateral, associadas à drenagem postural e à tosse assistida, no qual pôde demonstrar que, sem o uso da inaloterapia, também era possível conseguir substancial redução nas complicações pulmonares advindas das colecistectomias.

Neste período do século passado, muitos também foram os personagens que deram sua contribuição para o desenvolvimento dessa área ou especialidade do conhecimento. Dentre muitos estudiosos, é possível citar alguns deles, como: Mackenzie[31]. Bronkhost, Wolf e Thauring, na Alemanha; Andrew, Grigoief e Kaminski, na Rússia; Dumarent, Cara, Rosenthal, Weiller, Kervran, Duprés, Chahuneau, Assally e Thomaz, na Inglaterra; Sylvan, Bruce e Birath, na Suécia; Newmann, na Polônia; Davis e Dalano, nos EUA; Balparda e Cuello, na Argentina; e Biancalona, Valdoni, Ebli, Gallinaro, Maccagno[32] e Furlanini, na Itália. Muitos avanços deixaram de ser registrados, como por exemplo os primeiros acessos de fisioterapeutas nas UTIs, em especial no Brasil, mas entre as décadas de 1970 e 1980, alguns fisioterapeutas brasileiros, dentre os quais, o nobre colega Carlos Alberto Caetano Azeredo, tiveram importante participação no processo de acesso da fisioterapia na terapia intensiva brasileira.

Nem sempre as grandes descobertas, ou aquelas que até os nossos dias constituem inquestionáveis benefícios, especialmente para o tratamento de doenças, surgiram como uma espécie de encomenda ou como um projeto de pesquisa metodologicamente organizado, mas principalmente pela observação de fenômenos ou, mais comumente, pelas próprias necessidades[25].

As principais conquistas de acesso da fisioterapia respiratória nas UTIs se deram de forma gradativa e por força de iniciativas isoladas ou por força de organização de grandes eventos científicos, com a participação de cientistas da área, fisioterapeutas ou não, e com disposição para compartilhar seus conhecimentos.

Enquanto isso, registrava-se no Brasil, em 1951, o projeto de criação do primeiro curso de graduação em fisioterapia no Brasil, aprovado em 1963, pelo parecer n. 38/1963 do Conselho Federal de Educação (CFE), e criado de fato em 1967, após a regulamentação da profissão de fisioterapia e terapia ocupacional em 1964, pela Portaria Ministerial n. 511/1964. Portanto, se o acesso do fisioterapeuta às Unidades de Terapia Intensiva foi lento e difícil, a própria criação e regulamentação da profissão, foi ainda mais demorado.

Apesar desse processo, que levou mais de quinze anos, possa exemplificar como tudo foi lento e muito difícil no início da história da fisioterapia brasileira, certamente não explica o excelente patamar de desenvolvimento em que a profissão se encontra atualmente, sobretudo o alto nível alcançado pela fisioterapia respiratória no País. Enquanto, nas décadas de 1960 e 1970 a Terapia Intensiva conquistava avanços importantes mundialmente, sobretudo a Ventilação Mecânica, especialmente com suas modalidades de ventilação, Ashbaugh, et al. 1967[33], e dos efeitos fisiológicos da[16] ou dos alertas em relação a certos efeitos colaterais da VM[17], no Brasil, na década de 1970 haviam alguns cursos de graduação em fisioterapia, embora com um currículo mínimo de 1.100 horas, mas com possibilidades de oficializar/regularizar as atuações profissionais existentes.

Nesta época a fisioterapia respiratória era bastante explorada e objeto de pesquisa em todo o mundo, mas no Brasil a fisioterapia não tinha atuação oficial nas UTIs, na grande maioria dos hospitais, pois as especialidades de área estavam ainda começando a existir.

As mudanças na formação do fisioterapeuta, teve grande influência na evolução histórica da atuação desse profissional nas UTIs. Em 1979, com novo currículo mínimo dos cursos de fisioterapia, para todo o território nacional, que passou a ter uma carga horária mínima de 3.250 horas, foi possível incluir muitas especialidades em forma de disciplinas novas, entre as quais a fisioterapia respiratória, até então não existente. Nesse período, desmembraram-se a formação e a profissão, de tal forma que passou a existir a fisioterapia como uma profissão e a terapia ocupacional como outra. Ainda na década de 1970, mais precisamente entre 1973 e 1979, reconheceu-se a importância da fisioterapia nos hospitais, especialmente com a fisioterapia respiratória. Pode-se registrar essa época como a mais importante para a inserção da fisioterapia respiratória brasileira no mercado de trabalho, e início do acesso do fisioterapeuta nas UTIs. Salientando-se sua consolidação e rápido crescimento na década seguinte, pois tornou-se indispensável nos hospitais, quando então essa especialidade passou definitivamente a compor também as equipes de terapia intensiva em diversos hospitais.

Daquela época até os dias atuais, a fisioterapia respiratória passou a exercer um papel fundamental nas Unidades ou Centros de Terapia Intensiva (UTI/CTI), absorvendo o domínio da ventilação mecânica, desenvolvida por fisioterapeutas isoladamente.

Sem dúvida, a nova atuação da fisioterapia respiratória brasileira possibilitou uma importante integração multiprofissional e interdisciplinar, a qual passou a exigir ainda mais estudos e aprimoramento dos fisioterapeutas para que estes pudessem atuar com maior competência nessa especialidade, tanto como reflexo de um inquestionável respeito dos demais profissionais da equipe, especialmente dos médicos intensivistas e pneumologistas, do corpo de enfermagem, cirurgiões, como também pelas próprias exigências de sua atuação profissional.

Com o avanço tecnológico na década de 1980, o qual se estendeu à década seguinte, tornou-se necessária a criação de cursos de aprimoramento, atualizações, especializações, ao lado da grande explosão profissional, muito bem elucidada pelas exigências do fisioterapeuta no então vasto e crescente mercado de trabalho, em todas as áreas de atuação. Se, por um lado, houve, nesse período um aumento preocupante no número de novos cursos de graduação em fisioterapia, concentrados sobretudo na região sudeste do país, por outro, conforta-nos o fato de que há cada vez mais necessidade de reciclagem e, certamente, está acontecendo uma seleção natural dos fisioterapeutas absorvidos pelo mercado de trabalho para o próprio crescimento qualitativo e fortalecimento da profissão. Fato este que ganhou legalidade nas UTIs, tanto pelas necessidades dessa atuação junto aos pacientes, quanto pelo preparo e domínio que o fisioterapeuta foi adquirindo pelas técnicas, metodologias de trabalho e evolução tecnológica, que a área da terapia intensiva experimentou e tem vivenciado até a atualidade, particularmente com a evolução tecnológica da Ventilação Mecânica.

O maior número de cursos de especialização em fisioterapia registrado neste período foi em fisioterapia respiratória, mais uma vez evidenciando o notável crescimento dessa especialidade. A reciclagem dos fisioterapeutas respiratórios mais antigos e a especialização dos mais novos tornaram-se, no decorrer das últimas três décadas, uma exigência para todos, sendo que a atuação de fisioterapeuta na equipe de Terapia Intensiva exige formação de especialista e constantes reciclagens, mantendo com isso, o respeito e reconhecimento qualitativo no âmbito da terapia intensiva brasileira.

A atuação do fisioterapeuta nas UTIs foi fortemente incentivada e subsidiada por ações de indução da área, especialmente por entidades associativas, como foi o caso da Associação Brasileira de Terapia Intensiva (AMIB), por meio do seu Departamento de Fisioterapia, ou pela Associação Brasileira de Fisioterapia Respiratória e Fisioterapia em Terapia Intensiva (ASSOBRAFIR) que, por meio dos Simpósios Internacionais de Fisioterapia Respiratória (SIFR), possibilitou reciclagem, atualizações e sobretudo um forte intercâmbio internacional de conhecimento nesta especialidade.

A história registra que sentindo a necessidade de maior organização e incentivo nesta área/especialidade, um grupo de fisioterapeutas resolveram organizar o I Simpósio Internacional de Fisioterapia Respiratória (I-SIFR), realizado em maio de 1983, no Rio de Janeiro. O primeiro de uma longa série, esse evento foi fundamental para agregar grande número de profissionais que também tinham as mesmas preocupações, mas que até então trabalhavam isoladamente, sem mesmo saber das preocupações de seus colegas, já que inexistia o sistema de comunicação como atualmente. Nessa oportunidade criou-se o Núcleo Brasileiro de Estudos em Fisioterapia Respiratória, que mais tarde deu origem a ASSOBRAFIR, com regionais em alguns Estados da União, o que fortaleceu o intercâmbio entre os fisioterapeutas respiratórios brasileiros, os quais tinham como objetivo o crescimento da fisioterapia respiratória em todo o país. Cabe destacar que em 1986, durante III-SIFR, em Olinda-PE, foi criada a então Sociedade Brasileira de Fisioterapia Respiratória (SOBRAFIR), entidade social sem fins lucrativos que agrega os principais interesses da especialidade no Brasil, posteriormente renomeada e até os dias atuais denominada ASSOBRAFIR.

Desde então, os estudos técnicos e científicos envolvendo a atuação do fisioterapeuta nas UTIs, foram fundamentais para a grande evolução apresentada, sobretudo envolvendo intercâmbios internacionais e colocando a fisioterapia brasileira em patamares com competência de igualdade em todo o planeta.

Ao lado desse inevitável processo de reciclagem e especializações despontou, de maneira significativa, uma literatura específica, o que, de certa forma, aconteceu em toda a fisioterapia no Brasil. Num passado não muito distante, em torno aproximadamente de três décadas, havia uma grande dificuldade, tanto para o profissional especialista quanto para o acadêmico de fisioterapia, em encontrar literatura básica ou registros específicos que pudessem auxiliar na fundamentação teórica de técnicas empregadas rotineiramente na prática clínica terapêutica com os pacientes respiratórios, particularmente no paciente crítico. Certamente ainda existe uma grande lacuna na bibliografia específica da fisioterapia respiratória, porém bem menor que a desse passado recente, graças à iniciativa e ao encorajamento de alguns profissionais estudiosos e abnegados que têm facultado a todos, o acesso a tão importante e indispensável bibliografia da fisioterapia respiratória[25].

Um outro fator de contribuição ao desenvolvimento, sobretudo científico, da fisioterapia nas UTIs foram, indubitavelmente, os estudos científicos, na maioria das vezes envolvendo equipes multiprofissionais. Essa contribuição científica vem ganhando muita força nas últimas décadas, não apenas no âmbito da fisioterapia nas UTIs, mas em toda a fisioterapia, com forte contribuição dos Programas de Pós Graduação (PPGs) *Strictu Senso*, em fisioterapia e/ou Ciências da Reabilitação, pois aprovado em 1996, com início de funcionamento em 1997, e posteriormente, em 2000, com a criação do primeiro curso de Doutorado, iniciou-se um importante desenvolvimento científico na fisioterapia, atualmente com mais de duas dezenas de PPG no país, centenas de Dissertações e Teses[25]. Portanto, com crescente número de novos fisioterapeutas, agora com também com o perfil científico, de profissional questionador de novas técnicas e recursos terapêuticos, à luz da fundamentação científica[34].

Cabe ainda destacar, que nessas últimas décadas, muito espaço foi conquistado na atuação professional da fisioterapia em terapia intensiva, graças as atuações e estratégias políticas, tanto dos segmentos associativas de classe da fisioterapia, quanto dos órgãos oficiais de fiscalização, que culminaram em assegurar legalmente a participação, notoriamente reconhecida, do fisioterapeuta brasileiro na equipe multiprofissional. Fato este que se deu por meio da Resolução-RDC, de Nó 7, de 24/02/2010, aprovada pela Agência Nacional de Vigilância Sanitária (ANVISA) do Ministério da Saúde, publicada no DOU de 25/02/10 – seção 1 – p. 48, que dispõe sobre os requisitos mínimos para funcionamento de Unidades de Terapia Intensiva e dá outras providências, com o objetivo de estabelecer padrões mínimos para o funcionamento das Unidades de Terapia Intensiva, visando à redução de riscos aos pacientes, visitantes, profissionais e meio ambiente.

Dentre vários elementos que oficializam a intensa atuação do fisioterapeuta nas equipes multiprofissionais de terapia intensiva, nos hospitais, em seu Art. 13º. ao tratar da responsabilidade técnica de cada especialidade, o § 2º determina que todas as especialidades, incluindo a Fisioterapia, deverá ter um coordenador, especialista em terapia intensiva ou em outra especialidade relacionada à assistência ao paciente grave, específica para a modalidade de atuação (adulto, pediátrica ou neonatal). Destaca-se que nos itens IV, V e VI desta Resolução, fica determinado o número mínimo de um fisioterapeuta para cada 10 (dez) leitos ou fração, nos turnos matutino, vespertino e noturno, perfazendo um total de 18 horas diárias de atuação.

Além disso, ao tratar da assistência integral ao paciente estabelece no Art. 15º. dessa resolução, que médicos plantonistas, enfermeiros assistenciais, fisioterapeutas e técnicos de enfermagem devem estar disponíveis em tempo integral para assistência aos pacientes internados na UTI, durante o horário em que estão escalados para atuação na UTI.

Finalmente, pose-se afirmar que que a participação da fisioterapia na terapia intensiva, além de atualmente ser uma realidade, apresenta a solidez de uma especialidade, com atuação relevante e inquestionável e, como tal, para o bem do bom exemplo, necessita sempre do constante aprimoramento e crescimento, espirito este que ao longo de toda a sua história, sempre esteve presente nos fisioterapeutas brasileiros[35].

Faça suas anotações aqui

## REFERÊNCIAS BIBLIOGRÁFICAS


1. Arthur S. Slutsky, History of Mechanical VentilationFrom Vesalius to Ventilator--induced Lung Injury American Journal of Respiratory and Critical Care Medicine Volume 191 Number 10 1106-1115, | May 15 2015.
2. Sternbach GL, Varon J, Fromm RE, Sicuro M, Baskett PJ. Galen and the origins of artificial ventilation, the arteries and the pulse. Resuscitation 2001; 49:119–122.
3. Vesalius, A. "The Preface of Andreas Vesalius to his own books on the anatomy of the human body addressed to The Most Great and Invincible Emperor The Divine Charles V". Trad. de B. Farrington. In: SCHWARTZ, G. & BISHOP, P. W. (eds.). The development of modern science. Vol. 2. Nova Iorque, Basic Books, 1958, p. 517-32.9. Vesalius A. De humani corporis fábrica. 1543.
4. Fothergill J. Observations of a case published in the last volume of the medical essays of recovering a man dead in appearance, by distending the lungs with air. Philosophical Transactions 1744; 43:275–281.
5. Keith A. Three Hunterian lectures on the mechanism underlying the various methods of artificial respiration practiced since the foundation of the Royal Humane Society in 1774. Lancet 1909;173: 745–749.
6. Vilallba, WO e Pereira, MC, JBP 20017 33:(1) 81-92, in https://curaraveces.wordpress.com/2014/02/16/bjorn-aagen-ibsen-el-nacimiento-de-la-medicina-intensiva/
7. Jones AF, inventor; Improvement in vacuum apparatus for treating diseases. U.S. patent 44,198 A. September 13, 1864.
8. Emerson JH, Loynes JA. The evolution of iron lungs: respirators of the body-encasing type. Cambridge: JH Emerson & Company; 1958.
9. Drinker P, Shaw LA. An apparatus for the prolonged administration of artificial respiration: I. A design for adults and children. J Clin Invest 1929; 7:229–247.
10. https://jornalggn.com.br/inovacao/a-origem-do-pulmao-de-aco/
11. http://www.sciencemuseum.org.uk/broughttolife/themes/treatments/iron_lung.aspx
12. Sykes MK, Bunker JP. The anaesthetist and the fever hospital. In:Sykes MK, Bunker JP, editors. Anaesthesia and the practice of medicine: historical perspectives. London: The Royal Society of Medicine Press Ltd. 2007. pp. 161–171
13. Lassen HC. A preliminary report on the 1952 epidemic of poliomyelitis in Copenhagen with special reference to the treatment of acute respiratory insufficiency. Lancet 1953;261: 37–41.
14. Ashbaugh DG, Bigelow DB, Petty TL, Levine BE. Acute respiratory distress in adults. Lancet 1967;290: 319–323.
15. Barach AL, Martin J, Eckman M. Positive pressure respiration and its application to the treatment of acute pulmonary edema. Ann Intern Med 1938;12: 754–795.
16. Bone RC, Francis PB, Pierce AK. Pulmonary barotrauma complicating positive end-expiratory pressure [abstract]. Am Ver Respir Dis 1975; 111: 921.
17. Webb HH, Tierney DF. Experimental pulmonary edema due to intermittent positive pressure ventilation with high inflation pressures: protection by positive end-expiratory pressure. Am Ver Respir Dis 1974; 110:556–565.

18. Tremblay LN, Slutsky AS. Ventilator-induced injury: from barotrauma to biotrauma. Proc Assoc Am Physicians 1998; 110:482–488. 27.

19. Tremblay L, Valenza F, Ribeiro SP, Li J, Slutsky AS. Injurious ventilatory strategies increase cytokines and c-fos m-RNA expression in na isolated rat lung model. J Clin Invest 1997; 99:944–952.

20. José, A.; Pasquero, R.C.; Timbó, S. R., Carvalhaes, S.R.F.; Bien, U.S. and Dal Corso, S. Effects of physiotherapy in the weaning from mechanical ventilation, Fisioter. Mov., 2013, 26: 2, 271-279.

21. Thoren L. Post-operative pulmonary complications: observations on their prevention by means of physiotherapy. Acta Chir 1954; Scand 107:193-204

22. Pasteur W. Active lobar collapse of the lung after abdominal operations. A contribution to the study of postoperative lung complications. Lancet 1910; 2:1080-83

23. MacMahon C. Breathing and physical exercises for use in cases of wounds in the pleura and lung and diaphragm. Lancet 1915; 2:769-70

24. Marques, A.P., Sanches, E.L. Origem e evolução da fisioterapia: aspectos históricos e legais. Rev. Fisioter. Univ. São Paulo, 1(1): 5-10, jul./dez., 1994

25. Costa, D. Histórico da Fisioterapia Respiratória (Reeditado). In: George Jerri Vieira Sarmento. (Org.). Compêndio de Fisioterapia Respiratória em Terapia Intensiva - Rotinas Clínicas. 2ed.São Paulo: Editora manole, 2007, v. 1, p. 1-585

26. Jackson C, Jackson CL. Peroral pulmonary drainage: natural and therapeutic with special reference to the tussive squeeze. Am J Med Sci 1933; 186:849-54

27. Gaskell DV, Webber BA. The Brompton Hospital Guide to Chest Physiotherapy (Preface). 2ª ed. Londres: Blackwell Scientific Publications, 1973.

28. Knies 7 Knies PT. Physical therapy in thoracic diseases. Phys Ther Rev 1938; 18:239-43.

29. Heckscher H. The emphysema of the lungs, its symptoms and relations to other diseases. Acta Med Scand 1945; 120:349-83

30. Palmer KNV, Sellick BA. The prevention of postoperative pulmonary atelectasis. Lancet 1953; 1:164-68

31. Mackenzie CF, et al. Fisioterapia respiratória em unidade de terapia intensiva. São Paulo: Panamericana, 1988.

32. Maccagno AL. Kinesiología respiratoria. Barcelona: Elicien, 1973

33. Ashbaugh DG, Bigelow DB, Petty TL, Levine BE. Acute respiratory distress in adults. Lancet 1967; 290:319–323.

34. Costa, D., Ciência e Fisioterapia, Cap I, in Sá, K.N. e Dias. C.M.C., Metodologia Científica para Fisioterapeutas, 2018.

35. Resolução-RDC Nº 7, da Agência Nacional de Vigilância Sanitária (ANVISA) do Ministério da saúde, Requisitos mínimos para funcionamento de Unidades de Terapia Intensiva, Imprensa Nacional, D.O.U. No. 37 25/02/2010, sessão 1, p 48.

CAPÍTULO 2

# Monitoração Cardiorrespiratória do Paciente Gravemente Doente na UTI

Sandro Suares


## Resumo

A monitoração se refere ao processo de mensurar de maneira sistemática, com o objetivo de propor intervenções que resultem em benefícios no cuidado, para que seja centrado no paciente, eficaz, no tempo adequado e eficiente. Os métodos de monitoração cardiorrespiratória de pacientes internados em unidade de terapia intensiva (UTI) fazem parte de um conjunto de ações necessárias para o cuidado e gestão do tratamento de pacientes gravemente doentes. A monitoração cardiorrespiratória dos pacientes em UTI fornece informações necessárias e valiosas aos profissionais de saúde, para que estes possam analisar as informações coletadas, gerar diagnóstico e determinar o tratamento a ser iniciado e ou continuado. Por meio da monitoração cardiorrespiratória pretende-se fazer vigilância e acompanhamento de uma ou mais variáveis cardiorrespiratórias ao longo da internação na UTI. O Objetivo deste capítulo é fornecer informações sobre a monitoração cardiorrespiratória, sua importância e os Instrumentos de monitoração cardiorrespiratória utilizados em UTI.


Faça suas anotações aqui

## Introdução

O ambiente de terapia intensiva é o local indicado para pacientes potencialmente graves com capacidade de recuperação, bem como para aqueles potencialmente graves com necessidade de monitoração contínua. A sobrevida de pacientes internados em unidades de terapia intensiva (UTI) tem aumentado em consequência da evolução tecnológica, científica e da interação multiprofissional[1,2]. Outro fator importante neste sentido é a busca de novas alternativas na resolução a acompanhamento de pacientes internados[2]. Todo paciente admitido na UTI precisa de monitoramento cardiorrespiratório.

O objetivo geral do sistema cardiorrespiratório é fornecer aos órgãos e tecidos do corpo um suprimento adequado de oxigênio em relação ao consumo de oxigênio. Uma compreensão das complexas interações fisiológicas entre os sistemas respiratório e cardíaco é essencial para o manejo ideal dos pacientes[3]. Desta forma, os profissionais de saúde devem dominar os potenciais e as armadilhas das diferentes técnicas de monitoramento para escolher a mais adequado para cada paciente[4].

A monitoração diz respeito ao processo de mensurar de maneira sistemática, com o objetivo de propor intervenções que resultem em benefícios no cuidado, para que seja centrado no paciente, eficaz, no tempo adequado e eficiente. Assim, a monitoração cardiorrespiratória dos pacientes em UTI fornece informações necessárias e valiosas aos profissionais de saúde, para que estes possam analisar as informações coletadas, gerar diagnóstico e determinar o tratamento a ser iniciado e ou continuado[1].

Uma das principais características das unidade de terapia intensiva (UTI) é possibilitar a monitoração contínua, bem como a disponibilidade de uma equipe multiprofissional disponível por 24 horas/dia. Neste contexto, o fisioterapeuta como especialista em alterações cinético-funcionais, as quais englobam desde as alterações cardiovasculares às alterações no sistema neuromioarticular, exerce papel importante na monitoração do paciente durante sua atuação profissional.

O termo monitoração compreende a ação de fazer vigilância e acompanhamento de uma ou mais variáveis cardiorrespiratórias, as quais podem ser realizadas por meio de um do monitor multiparamétrico ou de outros aparelhos ou exames. Desta forma, este capítulo tem por objetivo descrever a importância e as principais monitorações cardiorrespiratórias com relevância para o fisioterapeuta que atua em UTI Adulto.

## Importância da monitoração cardiorrespiratória

Uma conduta baseada em evidências científicas, recomenda um raciocínio ponderado e individualizado, em que cada medida coletada deva ser interpretada respeitando sequência lógica e contexto específico. A monitoração cardiorrespiratória é um processo contínuo e diário que envolve coleta de dados feita diretamente no exame do paciente ou por meio de sistemas integrados aos pacientes, análise e interpretação de dados coletados, seguindo com o processo de tomada de decisão[2,4].

O conhecimento da função cardiovascular, o seguimento das intervenções terapêuticas e a necessidade de diagnóstico diferencial tornam a monitoração um componente fundamental para o desfecho dos pacientes.[5]

O estado funcional de pacientes internados em UTI pode mudar rapidamente em resposta às terapias ou à doença subjacente. Mudanças no estado clínico dos pacientes devem ser registradas e tratadas rapidamente. A detecção precoce de deterioração ou complicações oferece a melhor chance de intervenção bem-sucedida para resolver o problema.

Conforme descrito na resolução 402/2011 do Conselho Federal de Fisioterapia e Terapia Ocupacional (RESOLUÇÃO Nº 402, DE 03 DE AGOSTO DE 2011)[6]que disciplina a especialidade profissional da fisioterapia em terapia intensiva, algumas das atribuições do fisioterapeuta são:

> "...
>
> *III - Realizar avaliação e monitoração da via aérea natural e artificial do paciente crítico ou potencialmente*
>
> *crítico;*
>
> *IV - Solicitar, aplicar e interpretar escalas, questionários e testes funcionais;*
>
> *V - Solicitar, realizar e interpretar exames complementares como espirometria e outras provas de função pulmonar, eletromiografia de superfície, entre outros;*
>
> *VI - Determinar diagnóstico e prognóstico fisioterapêutico;*".

Faça suas anotações aqui

Com base nessas atribuições, observa-se que a monitoração faz parte das ações realizadas pelo fisioterapeuta no ambiente da terapia intensiva, sendo fundamental para o diagnóstico e prognóstico fisioterapêutico. Essa monitoração compreende a avaliação do momento atual, bem como da variação ao longo do tempo, o que é de extrema importância para entender a evolução do paciente do ponto de vista do fisioterapeuta. A Figura 2.1 ilustra três possíveis cenários que o paciente pode cursar ao longo de um tratamento prescrito pelo fisioterapeuta, para o qual sera considerada a monitoração de determinado sistema orgânico e ou capacidade funcional para a mobilidade e participação social.

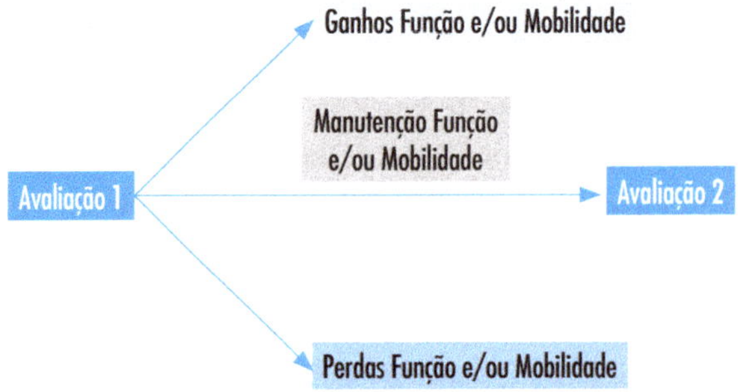


Figura 2.1 | Linha do tempo de possíveis cenários observados com a monitoração das funções corporais relacionadas e mobilidade.

Fonte: Desenvolvida pela autoria.

A monitoração cardiorrespiratória é muito importante, pois estes sistemas apresentam relação com os sistemas de fornecimento de energia através da presença de oxigênio (metabolismo aeróbico) ou na ausência (metabolismo anaeróbico). Assim, caberá ao fisioterapeuta realizar a monitoração destes sistemas para saber se o paciente apresenta-se apto para progredir nas estratégias de reabilitação física; bem como para quantificar a resposta obtida as intervenções de fisioterapia cardiorrespiratórias.

Faça suas anotações aqui

## Instrumentos de monitoração cardiovascular (invasiva e não invasiva)

A monitoração cardiovascular compreende o acompanhamento deste sistema orgânico (Figura 2.2). Para o fisioterapeuta este sistema funciona como uma reserva cardiovascular, pois apresenta relação com o fornecimento de oxigênio para os tecidos, de forma a suprir a extração tecidual de oxigênio ao repouso, aos esforços e sob condições de situações que aumentam o consumo, como em um quadro infeccioso por exemplo[7-9].

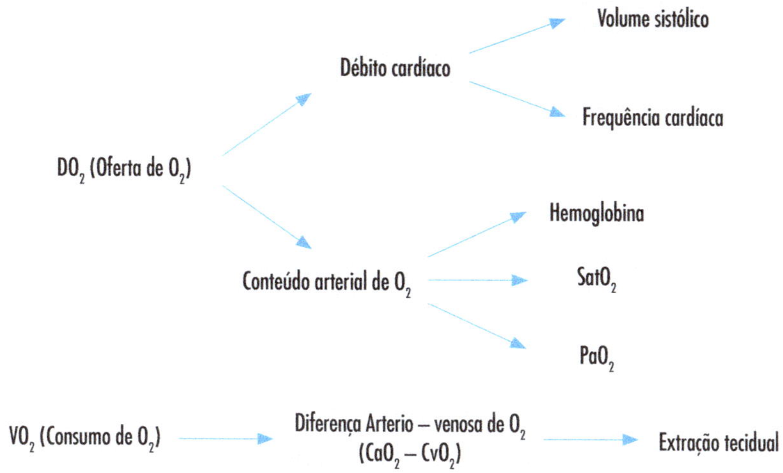


Figura 2.2 Função cardiovascular com todos os componentes referentes a oferta e ao consumo de oxigênio.

Fonte: Desenvolvida pela autoria.

Após a compreensão dos componentes desse sistema é válido relembrar que durante o metabolismo aeróbico existe mais oferta de oxigênio do que consumo, diferentemente do metabolismo anaeróbico, no qual há desequilíbrio entre oferta e consumo de oxigênio.

As principais variáveis usadas na prática diária são as pressões arterial sistólica (PAS), diastólica(PAD) e média(PAM); a frequência cardíaca(FC), a escala de percepção de esforço de Borg e a saturação arterial de oxigênio($SatO_2$)[7-10].

- PA: é a força que o sangue exerce no vaso, o qual corresponde ao débito cardíaco (DC), e a força que o vaso exerce sobre o sangue, que corresponde a resistência vascular periférica (RVP). De uma forma objetiva, variações da PAS tem relação com o volume sistólico, sendo que valores considerados seguros para uma mobilização são aqueles acima de 90 mm Hg. Como limite superior, os valores considerados relativamente seguros são aqueles abaixo de 180 mm Hg.

- FC: é o número de batimentos cardíacos por minuto(bpm), cujo valores considerados normais são aqueles entre 60 a 100 bpm, sendo que valores acima de 100 bpm sugerem taquicardia; bem como valores abaixo de 60 bpm sugerem bradicardia. Importante relatar que atletas apresentam valores de FC basal abaixo de 60 bpm devido adaptações provenientes do exercício.
- $SatO_2$: é o percentual de oxigênio ligado as hemoglobinas existentes no sangue, sendo que valores normais são aqueles maiores que 95% em pessoas sem doença pulmonar crônica. Valores reduzidos de SatO2 sugerem problemas nas trocas gasosas, os quais podem ser por alterações de ventilação e/ou de perfusão.
- Borg: corresponde a percepção de esforço do indivíduo, o qual aumenta a medida que há desequilíbrio entre oferta e consumo de oxigênio. Ou seja, quanto maior a percepção de esforço, há um deslocamento do metabolismo aeróbico para o anaeróbico.

**OBSERVAÇÃO 1:** É válido a análise da PA em conjunto com a FC, pois estas têm relação com o DC.

**OBSERVAÇÃO 2:** Caberá ao fisioterapeuta analisar se estas variáveis se apresentam adequadas ao repouso e durante os exercícios, de forma que o exercício seja realizado em dose adequada, sem subdose ou dose muito excessiva. Ou até não seja realizado caso a reserva cardiovascular esteja muito alterada a ponto de o exercício ser mais negativo do que positivo.

**OBSERVAÇÃO 3:** O conteúdo arterial de oxigênio corresponde a seguinte equação → CaO2: 1,34 ml x Hb x $SatO_2$ + $PaO_2$ x 0,0003.

**OBSERVAÇÃO 4:** Ao realizar a monitoração cardiovascular é fundamental a análise do uso de medicações que atuam no sistema cardiovascular, como as vasoconstricctoras e/ou inotrópicas que elevam a pressão e as vasodilatadoras, que reduzem a PA.

**OBSERVAÇÃO 5:** Uma outra variável que pode servir para monitorar a extração tecidual de oxigênio é a saturação venosa de oxigênio($svO_2$). Quando os valores apresentam-se abaixo de 75%, representa que há aumento do consumo de oxigênio e início do desequilíbrio entre oferta e consumo de oxigênio.

# Instrumentos de monitoração respiratória

A monitoração respiratória corresponde ao acompanhamento deste sistema orgânico (Figura 2.3).

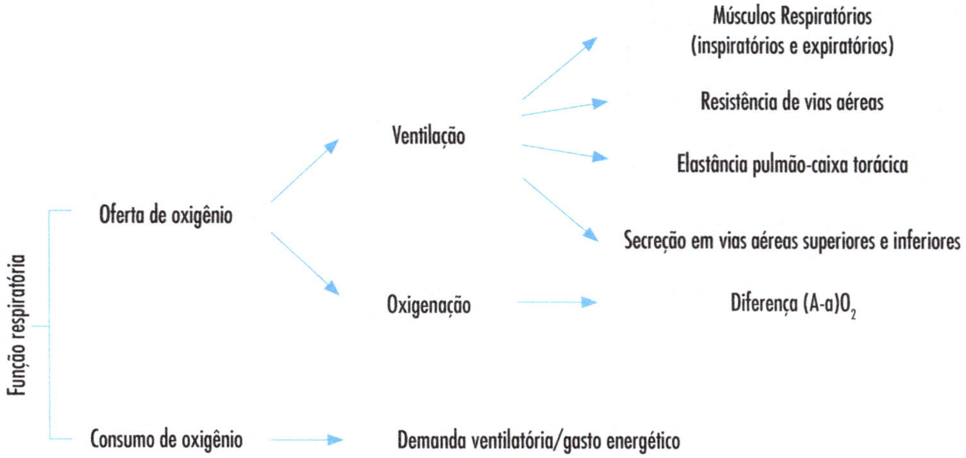


Figura 2.3 | Função respiratória com todos os componentes referentes a oferta e ao consumo de oxigênio.

Fonte: Desenvolvida pela autoria.

O sistema respiratório apresenta uma maior importância para o fisioterapeuta, pois pode haver uma atuação mais direta devido as alterações alterações da ventilação, como por exemplo[7-9]:

- Com o aumento da força muscular respiratória por meio do treinamento muscular respiratório;
- Com a redução da resistência do sistema respiratório por meio de intervenções de remoção de secreção das vias aéreas;
- Com a redução da elastância do pulmão-caixa torácica de intervenções de expansão pulmonar.

Desta forma, caberá ao fisioterapeuta monitorar alterações na ventilação e/ou oxigenação. Os parâmetros frequentemente avaliados:

- Padrão muscular ventilatório: sua avaliação ocorre a partir da inspeção, no qual observa-se se existe uso de músculos acessórios da inspiração, atividade expiratória forçada, os quais são sugestivos de sinais de sobrecarga muscular respiratória. Nessa análise também é válido observar se existe alguma alteração na expansibilidade torácica, como redução de ambos os hemitórax ou de apenas um hemitórax. Ainda nessa avaliação é possível observar os valores de frequência respiratória (FR), a qual é a quantidade de incursões por minuto realizada. Quando os valores da FR aumentam e estão associados a uso da musculatura respiratória acessória, sugere-se que há aumento de trabalho respiratório por aumento da demanda ventilatória ou que houve um aumento da FR para compensar uma queda do volume corrente.

- Tosse: ao solicitar que o paciente realize a tosse é importante que seja avaliada se ela é produtiva, o que sugere presença de secreção em vias aéreas, bem como se existe uma tosse débil, a qual sugere que pode haver algum componente de fraqueza dos músculos responsáveis pela tosse.
- Dispneia: corresponde a percepção de esforço relatado pelo paciente durante o processo da respiração. Para esta mensuração pode-se aplicar a Escala de percepção de Borg, quanto maior seus valores, sugere-se que há mais dispneia e provavelmente este paciente encontra-se em um metabolismo anaeróbico.
- $SpO_2$: a saturação de pulso de oxigênio é um parâmetro que tem relação com as trocas gasosas e que pode estar alterado por alterações de ventilação e/ou perfusão.

Em pacientes em que haja a necessidade da monitoração de parâmetros mais objetivos relacionados a ventilação, os principais são[11]:

- Força muscular respiratória (FMR): é o parâmetro utilizado para aferir a força muscular inspiratória(pressão inspiratória máxima-Pi Max) e expiratória(pressão expiratória máxima-PeMax), caso haja suspeita de fraqueza muscular ou necessidade de acompanhamento dessas variáveis ao longo do tempo. Sua aferição é realizada através do aparelho manovacuômetro e seus valores devem ser comparados a alguma equação de normalidade para população brasileira.
    - Exemplo de Equação da FMR para homens:

      PiMax: $-1{,}14 \times \text{idade} + 149{,}33$;

      PeMax: $-1{,}26 \times \text{idade} + 183{,}31$.

- Exemplo de Equação da FMR para mulheres:

  PiMax: –0,46 × idade + 74,25;

  PeMax: –0,68 × idade + 119,35[12].

- Capacidade vital: corresponde ao volume de ar exalado a partir da capacidade pulmonar total (CPT) até o volume residual(VR); sendo a soma dos volumes de reserva inspiratória(VRI), expiratória(VRE) e volume corrente. Alterações dos seus valores em relação a equação de normalidade sugerem redução da capacidade de deslocar volume ao longo do sistema respiratório, seja por redução da FMR e/ou aumento da impedância do sistema respiratório. Os valores preditos podem ser obtidos pelas equações para homens = (altura cm × 0,0599) – [idade (anos) × 0,0213] – [peso (kg) × 0,0106] – 3,748 e para mulheres = (altura cm × 0,0441) – [idade (anos) × 0,0189] – 2,848[13].

- Pico de fluxo de tosse: é uma das formas de avaliar a eficácia da tosse, na qual pode ser utilizado algum espirômetro ou aparelho *peak flow*, mensurado em litros por segundo(L/s); sendo que valores abaixo de 160L/min sugerem tosse ineficaz.

- Monitoração da mecânica respiratória em pacientes sob ventilação mecânica invasiva: é a avaliação das variáveis de Complacência do sistema respiratório (Cest sr) e Resistência do sistema respiratório (Raw), as quais devem ser avaliadas em modo assist-controlado a volume (VCV). Valores de Cest sr acima de 40 ml/cm $H_2O$ e de Raw sr menores que 10 cm $H_2O$/L/s são considerados relativamente normais, pois não existe uma equação preditiva para esses valores[14-16].

**OBSERVAÇÃO 6:** Em relação a estes parâmetros mais objetivos, estes têm grande importância para monitoração respiratória do paciente e podem ajudar para indicar qual cenário está a evolução do mesmo.

Como parâmetros objetivos a serem avaliados na oxigenação estão a $SatO_2$ e $PaO_2$ obtidas na hemogasometria arterial e a $SpO_2$ obtida com a oximetria de pulso. A PaO2 indica se as trocas gasosas estão boas, quando a $PaO_2/FiO_2$ está acima de 300, sendo que a $SatO_2$ é considerada normal quando acima de 95%. Na beira do leito a $SpO_2$ tem alta correlação com a $SatO_2$, caso o paciente não apresente alteração de fluxo sanguíneo, sendo um parâmetro confiável.

## Considerações finais

A monitoração cardiorrespiratória é uma atividade de extrema importância para o fisioterapeuta no ambiente de UTI, pois auxilia a identificar o estado clínico do paciente assim como nas respostas as intervenções. Como base na monitoração cardiovascular, o fisioterapeuta também direcionará o tratamento de forma segura, tanto no que diz respeito a progredir uma mobilização, quanto para contraindicar quando necessário.

Faça suas anotações aqui

## REFERÊNCIAS BIBLIOGRÁFICAS


1. Theerawit P, Sutherasan Y, Ball L, Pelosi P. Respiratory monitoring in adult intensive care unit. Expert Rev Respir Med. 2017 Jun;11(6):453-468. doi:10.1080/17476348.2017.1325324.

2. França EÉ, Ferrari F, Fernandes P, Cavalcanti R, Duarte A, Martinez BP, Aquim EE, Damasceno MC. Physical therapy in critically ill adult patients: recommendations from the Brazilian Association of Intensive Care Medicine Department of Physical Therapy. Rev Bras Ter Intensiva. 2012 Mar;24(1):6-22.

3. Cheifetz IM. Cardiorespiratory interactions: the relationship between mechanical ventilation and hemodynamics. Respir Care. 2014 Dec;59(12):1937-45. doi: 10.4187/respcare.03486.

4. Ball L, Sutherasan Y, Pelosi P. Monitoring respiration: what the clinician needs to know. Best Pract Res Clin Anaesthesiol. 2013 Jun;27(2):209-23. doi: 10.1016/j.bpa.2013.06.004.

5. Dias FS, Rezende EA, Mendes CL, Silva JM Jr, Sanches JL. Hemodynamic monitoring in the intensive care unit: a Brazilian perspective. Rev Bras Ter Intensiva. 2014 Oct--Dec;26(4):360-6. doi: 10.5935/0103-507X.20140055.

6. Resolução nº 402 de 03 de agosto de 2011. Conselho Federal de Fisioterapia e Terapia Ocupacional(COFFITO).

7. Luque A, Vega JM, Moderno LF, Sarmento GJ. Tratado de fisioterapia hospitalar. assistência integral ao paciente. São Paulo: Atheneu; 2012.

8. Martinez BP. Diagnóstico fisioterapêutico na unidade de terapia intensiva. In: Associação Brasileira de Fisioterapia Cardiorrespiratória e Fisioterapia em Terapia Intensiva; Martins JA, Andrade FMD, Dias CM, organizadores. PROFISIO Programa de Atualização em Fisioterapia em Terapia Intensiva Adulto: Ciclo 5. Porto Alegre: Artmed Panamericana; 2014. p. 9-35. (Sistema de Educação Continuada a Distância, v. 1).

9. McArdle WD, Katch FI e Katch VL. Fisiologia do exercício-energia: nutrição e desempenho humano. 6. ed. São Paulo: Guanabara Koogan; 2008.

10. Hodgson CL, Stiller K, Needham DM, Tipping CJ, Harrold M, Baldwin CE, et al. Expert consensus and recommendations on safety criteria for active mobilization of mechanically ventilated critically ill adults. Crit Care. 2014 Dec;18(6):658.

11. Caruso P, Albuquerque ALP, Santana PV, Cardenas LZ, Ferreira JG, et al. Métodos diagnósticos para avaliação da força muscular inspiratória e expiratória. J Bras Pneumol. 2015;41(2):110-23.

12. Costa D, Gonçalves HA, Lima LP, Ike D, Cancelliero KM, Montebelo MIL et al. Novos valores de referência para pressões respiratórias máximas na população brasileira*. J Bras Pneumol. 2010;36(3):306-12

13. Pereira CA, Rodrigues SC, Sato T. Novos valores de referência para espirometria forçada em brasileiros adultos de raça branca. J Bras Pneumol. 2007 Jul-Ago;33(4):397-406.

14. Hess DR. Respiratory mechanics in the mechanically ventilated patients. Respir Care. 2014;59(11):1773-94.

15. Kock KS, Maurici R. Respiratory mechanics, ventilator-associated pneumonia and outcomes in intensive care unit. World J Crit Care Med. 2018 Feb 4;7(1):24-30. doi: 10.5492/wjccm.v7.i1.24.

16. Lucangelo U, Bernabé F, Blanch L. Respiratory mechanics derived from signals in the ventilator circuit. Respir Care. 2005 Jan;50(1):55-65; discussion 65-7.

Faça suas anotações aqui

Capítulo 3

# Escores Clínicos e Prognósticos

Luiz Alberto Forgiarini Júnior
Juliana da Silva Munhoz da Silva

## Resumo

O prognóstico do paciente gravemente doente é realizado pelos fisioterapeutas em Unidades de Terapia Intensiva (UTI). Ele indica o futuro desse paciente, ele é de grande importância para a avaliação e reavaliação, pode-se estimar melhora ou piora desse paciente por meio de pontuação de escores, o que interfere diretamente no tratamento escolhido, e prepara os profissionais e os pacientes para fatores como tempo de internação, funcionalidade após a alta da UTI, comorbidade entre outros. O fisioterapeuta especialista em terapia intensiva tem evoluído com seus conhecimentos e intervenções, sendo capazes de alterar prognósticos e funcionalidade de pacientes gravemente enfermos. Para realização da avaliação e prognóstico os profissionais contam com Escores Clínicos, que devem ser escolhidos de acordo com a necessidade do paciente, deve ser coerente com o tempo de internação e estado geral do mesmo. Os escores prognósticos são úteis para auxiliar na eficácia do tratamento do paciente, permitindo que haja comparação entre diferentes UTIs e a implementação de melhorias nos protocolos de intervenção e políticas de saúde pública.

Com isso, esse profissional deve conhecer os principais escores clínicos utilizados em UTI, entender seus objetivos, saber como aplicá-los e quando utilizá-los.

# Introdução

## Índice de Comorbidade de Charlson (ICC)

O ICC foi desenvolvido a partir de um estudo que teve como objetivo desenvolver um método que pudesse permitir a classificação de comorbidades capaz de modificar as chances de mortalidade. Este estudo foi feito por *ME Charlson et al, 1987.* O Índice de Comorbidade de Charlson (ICC) trata-se de um método utilizado para avaliar risco de morte, também se pode classificá-lo como um avaliador de gravidade, ele é aplicado sobre as condições clínicas prédeterminadas de um indivíduo. Considerando que avaliar a gravidade clínica dos pacientes internados é um dos fatores que devem ser levados em consideração para avaliação do desempenho hospitalar, é interessante para equipe multiprofissional, os pacientes e para os hospitais como instituição aplicá-la de rotina nas UTIs. O ICC também pode ser aplicado em bancos de dados administrativos.

O ICC conta com 19 tópicos de condições clínicas, que são apresentadas como diagnóstico secundário (Quadro 3.1). O propósito é medir a gravidade clínica do paciente, e assim, avaliar seu prognóstico. Cada uma das condições listadas possui uma pontuação, com um peso que pode variar entre 1 e 6. Também é possível que se faça uma combinação entre a idade do indivíduo (Quadro 3.2). Com o passar do tempo surgiram novos avanços e práticas clínicas, com isso, alguns pesquisadores fizeram novos estudos e modificações no ICC, de acordo com as necessidades dos seus respectivos meios.

Quadro 3.1 | Índice de Comorbidade de Charlson (ICC) e condição clínica

| Peso | Condições clínicas |
|---|---|
| Valor: 1 | ▸ Infarto Agudo do Miocárdio<br>▸ Insuficiência Cardíaca Congestiva<br>▸ Doença Vascular Periférica<br>▸ Demência<br>▸ Doença Cerebrovascular<br>▸ Doença Pulmonar crônica<br>▸ Doença do Tecido Conjuntivo<br>▸ Úlcera por pressão na pele<br>▸ Doença Crônica do Fígado |
| Valor: 2 | ▸ Hemiplegia<br>▸ Doença Renal Severa ou Moderada<br>▸ Diabetes<br>▸ Diabetes com complicação<br>▸ Tumor<br>▸ Leucemia<br>▸ Linfoma |
| Valor: 3 | ▸ Doença do Fígado severa ou moderada |
| Valor: 6 | ▸ Tumor maligno, metástase<br>▸ SIDA |

Fonte: Desenvolvido pela autoria.

Quadro 3.2 | Índice de Comorbidade de Charlson (ICC) e idade

| Peso | Idade em anos |
|---|---|
| Valor: 0 | 0 a 49 |
| Valor: 1 | 50 a 59 |
| Valor: 2 | 60 a 69 |
| Valor: 3 | 70 a 79 |
| Valor: 4 | 80 a 89 |
| Valor: 5 | 90 a 99 |

Fonte: Desenvolvido pela autoria.

## Índice de Katz

O índice de Katz trata-se de uma escala aplicada à saúde do idoso, onde o resultado pontua sua dependência, com base na sua necessidade de receber ou não auxílio. Esse instrumento foi desenvolvido por *Sidney Katz*, foi publicado pela primeira vez em 1963 e é um dos métodos de avaliação funcional mais antigos e mencionados em estudos nacionais e internacionais.

Este índice avalia a capacidade de realização das Atividades de Vida Diária (AVDs), considerando práticas corriqueiras do dia-a-dia, é uma escala de fácil e rápida aplicação. Na escala, são avaliadas as seguintes funções cotidianas: banho; vestir, ir ao banheiro; transferência; continência; alimentação (Quadro 3.3).

É uma escala de três categorias, que são: independência, assistência recebida, e dependência. A classificação é correspondida de acordo com o resultado apresentado nas funções avaliadas, ela é representada com letras do alfabeto de A a G (Quadro 3.4).

Faça suas anotações aqui

Quadro 3.3 | Funções avaliadas pelo índice de Katz

| | |
|---|---|
| **Banho** | ▶ Não recebe assistência<br>▶ Assistência somente para uma parte do corpo<br>▶ Assistência em mais de uma parte do corpo |
| **Vestir** | ▶ Pega as roupas e se veste sem assistência<br>▶ Assistência apenas para amarrar os sapatos<br>▶ Assistência para pegar as roupas ou vesti-las, ou fica parcial ou totalmente despido |
| **Ir ao banheiro** | ▶ Vai ao banheiro, faz a higiene e veste as roupas sem assistência (pode utilizar apoio como bengala, e pode utilizar urinol à noite se o esvaziar sem ajuda pela manhã)<br>▶ Assistência para ir ao banheiro, ou para fazer a higiene, ou para se vestir, ou para utilização de urinol<br>▶ Não vai ao banheiro fazer suas necessidades |
| **Transferência** | ▶ Deita e levanta da cama e da cadeira sem assistência (pode utilizar apoio como bengala)<br>▶ Deita e levanta da cama ou da cadeira com assistência<br>▶ Não sai da cama |
| **Continência** | ▶ Tem controle sobre as funções de evacuar e urinar<br>▶ Tem acidentes ocasionais<br>▶ Supervisão para urinar e evacuar, utiliza cateterismo ou é incontinente |
| **Alimentação** | ▶ Alimenta-se sem assistência<br>▶ Alimenta-se sem assistência, com exceção no caso de cortar carne e passar manteiga no pão<br>▶ Assistência para se alimentar ou é alimentado parcial ou totalmente por sonda enteral ou parenteral |

Fonte: Desenvolvido pela autoria.

Quadro 3.4 | Classificação índice de Katz

| | |
|---|---|
| **A** | Independente para realizar todas as atividades |
| **B** | Dependente para realizar uma das atividades |
| **C** | Dependente para a atividade de banho e mais uma |
| **D** | Dependente para as atividades de banho, vestir-se e mais uma |
| **E** | Dependente para as atividades de banho, vestir-se, ir ao banheiro e mais uma |
| **F** | Dependente para as atividades de banho, vestir-se, ir ao banheiro, transferência e mais uma |
| **G** | Dependente para realizar todas as atividades |
| **Outros** | Dependente em uma atividade que não correspondam a C, D, E, e F. |

Fonte: Desenvolvido pela autoria.

Faça suas anotações aqui

## Escore de Lawton e Brody

O índice de Lawton e Brody, também conhecido como escore ou teste de Lawton, foi desenvolvido em 1969 com o objetivo de avaliar Atividades Instrumentais de Vida Diária (AIVD). Essa ferramenta tem como objetivo avaliar o desempenho de idosos com relação a atividades instrumentais com o intuito de analisar o nível de independência funcional.

A Escala é composta por nove perguntas direcionadas ao idoso sobre atividades instrumentais. As atividades avaliadas são: usar o telefone; locomoção; fazer compras; preparar suas refeições; arrumar a casa; trabalhos manuais domésticos; lavar e passar roupa; controlar suas medicações; cuidar das finanças (Quadro 3.5).

As perguntas identificam a capacidade do avaliado em realizar ou não as atividades citadas na escala, ao ser questionado o indivíduo pode escolher a uma de três alternativas, sendo elas: sem ajuda; com ajuda parcial; não consegue (Quadro 3.6).

Quadro 3.5 | Perguntas direcionadas ao avaliado pelo médico

| | |
|---|---|
| 1 | Você consegue usar o telefone? |
| 2 | Você consegue ir a locais distantes, usando algum transporte, sem necessidade de planejamentos especiais? |
| 3 | Você consegue fazer compras? |
| 4 | Você consegue preparar suas próprias refeições? |
| 5 | Você consegue arrumar a casa? |
| 6 | Você consegue fazer trabalhos manuais domésticos, como pequenos reparos? |
| 7 | Você consegue lavar e passar sua roupa? |
| 8 | Você consegue tomar seus remédios na dose e horários corretos? |
| 9 | Você consegue cuidar das suas finanças? |

Fonte: Desenvolvido pela autoria.

Quadro 3.6 | Respostas possíveis a cada questionamento

| | |
|---|---|
| 3 | Sem ajuda |
| 2 | Com ajuda parcial |
| 1 | Não consegue |

Fonte: Desenvolvido pela autoria.

## APACHE II (*Acute Physiology and Chronic Health Evalution*)

O APACHE foi desenvolvido na década de 1970. O APACHE II foi desenvolvido como uma modificação do APACHE original, sua pontuação foi criada com dados dos hospitais dos Estados Unidos da América.

O APACHE II é um escore que avalia e classifica a gravidade da doença de um indivíduo, sua maior finalidade é descrever o grau de disfunção de pacientes gravemente doentes em valores quantitativos.

Os valores calculados desse escore têm sido utilizados na entrada do paciente na UTI para mensurar a gravidade do caso, com associação a outros fatores para entender a gravidade e o risco de mortalidade, com relação ao prognóstico para que o profissional da saúde tenha um direcionamento das suas condutas. Esse escore utiliza uma pontuação baseada em valores preditores aferidos em pacientes como rotina (Quadro 3.7) , a idade (Quadro 3.8) e estado de saúde prévio (Quadro 3.9) para assim averiguar uma medida generalizada da gravidade da doença, podendo avaliar o risco de mortalidade do indivíduo (Quadro 3.10).

Quadro 3.7 | Preditores fisiológicos do APACHE II

| |
|---|
| Temperatura |
| PAM - Pressão arterial média (mmHg) |
| Frequência cardíaca (bpm) |
| Frequência respiratória com ou sem suporte ventilatório (irpm) |
| Oxigenação |
| pH Arterial |
| Sódio sérico (mEq/L) |
| Potássio sérico (mEq/L) |
| Creatinina sérica (mg/dL) dobrar caso haja IRA |
| Hematócrito (%) |
| Número de leucócitos |
| Escala de coma de Glasgow |
| Bicarbonato sérico (mEq/L) (usar se não coletar gasometria) |

Fonte: Desenvolvido pela autoria.

Faça suas anotações aqui

**Quadro 3.8** | Pontuação de acordo com a idade no APACHE II

| Pontos | Idade |
|---|---|
| 0 | < 44 |
| 2 | 45 a 54 |
| 3 | 55 a 64 |
| 5 | 65 a 74 |
| 6 | > 75 |

Fonte: Desenvolvido pela autoria.

**Quadro 3.9** | Estado de saúde prévio do paciente.

| |
|---|
| Pacientes não-cirúrgicos ou pós-operatórios de emergência: 5 pontos |
| Pacientes de pós-operatórios eletivos: 2 pontos |

Fonte: Desenvolvido pela autoria.

**Quadro 3.10** | Risco de mortalidade de acordo com o escore APACHE II

| Pontuação | Risco de mortalidade |
|---|---|
| 0-4 | aproximadamente 4 % |
| 5-9 | aproximadamente 8% |
| 10-14 | aproximadamente 15% |
| 15-19 | aproximadamente 25% |
| 20-24 | aproximadamente 40% |
| 25-29 | aproximadamente 55% |
| 30-34 | aproximadamente 75% |
| > 34 | aproximadamente 85% |

Fonte: Desenvolvido pela autoria.

## Faça suas anotações aqui

## SOFA (Sequential Organ Failure Assessment)

A sigla SOFA é a abreviação para: "*Sequential Organ Failure Assessment*" que em português significa: "Avaliação de Falha de Órgão Sequencial".

O SOFA é um escore que avalia seis pontuações com base em exames clínicos e laborais, foi desenvolvido na década de 90 com o objetivo de quantificar da maneira mais direta possível o grau de falha dos órgãos ao longo do tempo de grupos ou apenas de um paciente. Ele avalia a evolução de uma disfunção orgânica em indivíduos com infecções ou gravemente enfermos, importante para avaliar o prognóstico de um paciente gravemente doente. Trata-se de escore com um método simples, capaz de apresentar disfunção de órgãos em pacientes internados em UTI. Sua pontuação padronizada possibilita que o quadro clínico do indivíduo e a evolução da doença sejam acompanhados de um modo claro, sendo mais bem compreendidos. A pontuação SOFA tem sido frequentemente utilizada em uma série de aplicações nos últimos anos. A SOFA com uma pontuação alterada de dois pontos ou mais atualmente é uma característica definidora de sepse.

É baseada em seis sistemas distintos sendo eles: sistema respiratório, cardiovascular, hepático, coagulação, renal e neurológico. Assim é delegada uma pontuação de 0 a 4 (Quadro 3.11).

Faça suas anotações aqui

Quadro 3.11 | Pontuação no Escore SOFA

| Sistema respiratório | |
|---|---|
| **PaO2 /FiO2 mmHg** | **Pontuação** |
| > 400 | 0 |
| < 400 | 1 |
| < 300 | 2 |
| < 200 com suporte respiratório | 3 |
| < 100 com suporte respiratório | 4 |
| **Sistema nervoso** | |
| **Escala de Coma de Glasgow** | **Pontuação** |
| 15 | 0 |
| 13 ou 14 | 1 |
| 10 a 12 | 2 |
| 6 a 9 | 3 |
| < 6 | 4 |
| **Sistema cardiovascular** | |
| **Pressão arterial média (PAM) ou necessidade de vasopressores** | **Pontuação** |
| PAM > 70 mmHg | 0 |
| PAM < 70 mmHg | 1 |
| Dopamina ≤ 5 µg/kg/min ou dobutamina (qualquer dose) | 2 |
| Dopamina > 5 µg/kg/min ou epinefrina ≤ 0,1 µg/kg/min ou norepinefrina ≤ 0,1 µg/kg/min | 3 |
| Dopamina > 15 µh/kg/min ou epinefrina > 0,1 µg/kg/min ou norepinefrina > 0,1 µg/kg/min | 4 |
| **Fígado** | |
| **Bilirrubina (mg/dL)** | **Pontuação** |
| < 1,2 | 0 |
| 1,2 a 1,9 | 1 |
| 2 a 5,9 | 2 |
| 6 a 11,9 | 3 |
| > 12 | 4 |
| **Coagulação** | |
| **Plaquetas × 10 3 /ml** | **Pontuação** |
| > 150 | 0 |
| < 150 | 1 |
| < 100 | 2 |
| < 50 | 3 |
| < 20 | 4 |
| **Sistema renal** | |
| **Creatinina (mg/dL) ou débito urinário** | **Pontuação** |
| 1,2 | 0 |
| 1,2–1,9 | 1 |
| 2 a 3,4 | 2 |
| 3,5 a 4,9 ou débito urinário < 500 ml/dia | 3 |
| > 5,0 ou débito urinário < 200 ml/dia | 4 |

SOFA: Sequential Organ Failure Assessment.

Fonte: Desenvolvido pela autoria

## SAPS III (*Simplified Acute Physiology Score*)

O SAPS III surgiu da necessidade de adequação dos índices de prognósticos a diferentes populações, havia uma necessidade de calibração dos modelos até então existentes. Muitos estudos foram publicados na tentativa de promover alguma forma de calibração a estes índices, no entanto, os resultados obtidos não foram os esperados, alguns fatores promoviam a distorção dos resultados, inviabilizando o uso destes modelos de forma geral. Neste ponto surgiu o SAPS III, que contou com informações provenientes de UTIs de todo o mundo para a sua construção.

SAPS III é um escore prognóstico, que permite prever o estado clínico do indivíduo na alta hospitalar, fazendo o uso de dados que foram registrados na admissão na UTI, ele também pode diferenciar a avaliação do paciente individualmente da avaliação convencional da UTI.

O índice prognóstico SAPS III avalia a mortalidade intrahospitalar a partir dos dados reunidos na primeira hora de admissão na UTI, são incluídas 20 variáveis separadas em três grupos: Grupo 1: características anteriores à admissão do indivíduo (Quadro 3.12), Grupo 2: fatos da admissão na UTI (Quadro 3.13), Grupo 3: grau de classificação fisiológica (Quadro 3.14).

Quadro 3.12 | Variáveis anteriores à admissão na UTI

| Variáveis | Pontos |
|---|---|
| Idade | 0 a 18 |
| Comorbidades | 0 a 11 |
| Dias de internação prévios | 0 a 7 |
| Procedência | 0 a 8 |
| Fármacos vasoativos | 0 a 3 |

Fonte: Desenvolvido pela autoria.

Faça suas anotações aqui

Quadro 3.13 | Variáveis da admissão na UTI

| Variáveis | Pontos |
|---|---|
| Admissão programada | 0 |
| Admissão não programada | 3 |
| Urgência / cirurgia na admissão | 0 a 6 |
| Tipo de cirurgia | -11 a 16 |
| Admissão na UTI | 16 |
| Motivo da admissão na UTI | |
| Neurológico | -4 a 11 |
| Cardiológica | -5 a 5 |
| Abdome | 0 a 9 |
| Infecção | 0 a 5 |

Fonte: Desenvolvido pela autoria.

Quadro 3.14 | Grau de classificação fisiológica

| Variáveis | Pontuação |
|---|---|
| Escala de coma de Glasgow | 0 a 15 |
| Frequência cardíaca | 0 a 7 |
| Pressão arterial sistólica | 0 a 11 |
| Oxigenação | o a 11 |
| Temperatura | 0 a 7 |
| Leucócitos | 0 a 2 |
| Plaquetas | 0 a 13 |
| pH | 0 a 3 |
| Creatinina | 0 a 8 |
| Bilirrubina | 0 a 5 |

Fonte: Desenvolvido pela autoria.

Esse escore tem uma boa aceitação, por sua facilidade em se adequar a diferentes realidades em decorrência ao método de calibração, também pode-se dizer que atualmente é utilizado em diversos países do mundo.

Para obter o resultado do SAPS III é necessário fazer a soma das variáveis de acordo com a variável admissão na UTI, que por si só soma 16 pontos. O cálculo que prediz a mortalidade é feito utilizando uma equação que pode ser modificada de acordo com a calibração necessária.

## CONCLUSÕES

Sem dúvidas é importante que o fisioterapeuta conheça e saiba aplicar e interpretar os escores prognósticos e funcionais de pacientes em UTI, objetivando uma maior segurança nas intervenções que irá prescrever e conduzira para estes pacientes.

Faça suas anotações aqui

## REFERÊNCIAS BIBLIOGRÁFICAS


1. Charlson ME, Pompei P, Ales KL, MacKenzie CR. A new method of classifying prognostic comorbidity in longitudinal studies: development and validation. J Chronic Dis. 1987;40(5):373-83.
2. Envelhecimento e saúde da pessoa idosa. Brasília: Ministério da Saúde, 2006. Cadernos de Atenção Básica, n. 19
3. Duarte YAO, Andrade CLL, Maria Lúcia. O Índex de Katz na avaliação da funcionalidade dos idosos. Revista da Escola de Enfermagem da USP. 2007;41(2):317-325.
4. Freitas ERFS. Perfil e gravidade dos pacientes das unidades de terapia intensiva: aplicação prospectiva do escore APACHE II . Revista Latino-Americana de Enfermagem. 2010;18(3), 317-323.
5. Glasheen WP, Cordier T, Gumpina R, Haugh G, Davis J, Renda A. Charlson Comorbidity Index: ICD-9 Update and ICD-10 Translation. Am Health Drug Benefits. 2019;12(4):188-197.
6. Katz S, Ford AB, Moskowitz RW, Jackson BA, Jaffe MW. Studies of illness in the aged. The index of ADL: a standardized measure of biological ans psychosocial function. JAMA. 1963.
7. Lambden S, Laterre PF, Levy MM, Francois B. The SOFA score-development, utility and challenges of accurate assessment in clinical trials. Crit Care. 2019 Nov 27;23(1):374.
8. Marchiori GFT, Santos DM. Changes in frailty conditions and phenotype components in elderly after hospitalization. Revista Latino-Americana de Enfermagem. 2017;25:e2905.
9. Martins M, Blais M, Miranda R, Navarro N. Avaliação do índice de comorbidade de Charlson em internações da região de Ribeirão Preto, São Paulo, Brasil. Cadernos de Saúde Pública/2008;24:643-652, 2008.
10. Moreno RP, Metnitz PG, Almeida E, Jordan B, Bauer P, Campos RA, Iapichino G, Edbrooke D, Capuzzo M, Le Gall JR; SAPS 3 Investigators. SAPS 3--From evaluation of the patient to evaluation of the intensive care unit. Part 2: Development of a prognostic model for hospital mortality at ICU admission. Intensive Care Med. 2005 Oct;31(10):1345-55.
11. Vincent JL, Moreno R, Takala J, Willatts S, De Mendonça A, Bruining H, Reinhart CK, Suter PM, Thijs LG. The SOFA (Sepsis-related Organ Failure Assessment) score to describe organ dysfunction/failure. On behalf of the Working Group on Sepsis-Related Problems of the European Society of Intensive Care Medicine. Intensive Care Med. 1996;22(7):707-10.
12. Vincent JL, de Mendonça A, Cantraine F, Moreno R, Takala J, Suter PM, Sprung CL, Colardyn F, Blecher S. Use of the SOFA score to assess the incidence of organ dysfunction/failure in intensive care units: results of a multicenter, prospective study. Working group on "sepsis-related problems" of the European Society of Intensive Care Medicine. Crit Care Med. 1998;26(11):1793-800.

## Faça suas anotações aqui

Capítulo 4

# Interpretação dos Exames Laboratoriais do Paciente Gravemente Doente

Cesar Melo
Alexandre Justiniano

## Hemograma completo

Exame utilizado para avaliação da fisiologia e do comportamento das células sanguíneas. Divide-se em:

- Eritrograma ou série vermelha: estudo das hemácias, que podem revelar alguns tipos essenciais de alterações patológicas do sistema eritropoético.
- Leucograma ou série branca: compreende a contagem global e específica dos leucócitos, avaliando-os quantitativa e qualitativamente. O quadro leucocitário que se apresentará depois de concluído o exame hematológico permitirá que se tirem conclusões diagnósticas e prognósticas importantes.
- Plaquetometria: é o estudo das plaquetas, que são os menores elementos figurados encontrados no sangue; revela alterações principalmente dos mecanismos da coagulação.

Faça suas anotações aqui

## Eritrograma ou série vermelha

Tem como objetivo avaliar a presença de alterações patológicas do sistema eritropoético, entre elas:

- Eritrocitoses: correspondem a uma hiperplasia reversível dos tecidos eritropoéticos, como resposta a estímulos que provocam a intensificação da formação dos eritrócitos.
- Eritremias: moléstias sistêmicas específicas da eritropoese (formação de hemácias).
- Anemias: condições em que se encontram diminuição ou anormalidades na formação dos eritrócitos, da hemoglobina ou de ambos.

### *Contagem de hemácias*

A principal função das hemácias é transportar a hemoglobina que, por sua vez, carreia o oxigênio desde os pulmões até os tecidos.

**Valores de referência**

- Homens: 4.500.000 a 5.500.000 células/mm$^3$.
- Mulheres: 4.000.000 a 5.000.000 células/mm$^3$.
- Crianças: 3.500.000 a 4.500.000 células/mm$^3$.

### *Interpretação*

- Valores abaixo do estipulado: caracterizam o que se denomina hipoglobulia (diminuição do número de hemácias por milímetro cúbico [mm$^3$]), caracterizando uma anemia, que pode ser associada ou não a queda na taxa de hemoglobina.
- Valores acima de 6.000.000 células/mm$^3$ de hemácias: caracterizam policitemia ou poliglobulia, o que significa uma hipertrofia do éritron (unidade funcional do sistema eritropoético, responsável direto pela produção de hemácias). A policitemia ou poliglobulia é classificada como primária (eritremia) e secundária (eritrocitose).

A partir da Figura 4.1 pode-se ter uma visão geral das poliglobulias.

## *Hemoglobinometria (dosagem da hemoglobina no sangue)*

A hemoglobina, uma proteína conjugada, é a substância responsável pela coloração vermelha da hemácia, que tem por função transportar oxigênio ($O_2$) e gás carbônico ($CO_2$) pelo corpo humano. É expressa em gramas por 100mL de sangue (g/dL).

**Policitemia rubra ou poliglobulia**

**Relativas ou falsas**

- Por perda de água (diarreia, vômitos, sudorese)
- Por absorção insuficiente de água (síndrome pilórica)
- Por atração excessiva de água pelos tecidos

**Primária ou eritremia**

- Policitemia vera (doença de Vasquez-Osler)
- Poliglobulia dos recém-nascidos
- Fisiológicas
- Poliglobulia das altitudes (acidose)

**Secundária ou eritrocitose**

- De origem cardíaca (cardiopatas congênitas ou adquiridas, doença azul, estenose mitral
- De origem pulmonar (esclreose, enfisema, doença de Ayerza)
- De origem tóxica (óxido de carbono, fósforo, arsênico, alcoolismo crônico)
- De origem infecciosa (tuberculose do braço, sífilis, impaludismo, tubersulose trigeinose)
- De origem hipofisária (Síndrome de Curshing)
- De origem hemoglobínica (Hb de Chesapeake e de Yahima)

Figura 4.1 | Visão geral das poliglobulias
Fonte: Desenvolvida pela autoria.

### Valores de referência

- Homens: 13 a 16g/dL.
- Mulheres: 11,5 a 14g/dL.
- Crianças: 11 a 13g/dL.

**Interpretação**

- O aumento do conteúdo hemoglobínico ocorre em condições que produzem policitemia, tais como: enfisema pulmonar, cardiopatias, empiema, envenenamento por óxido de carbono e desidratação grave, resultante de processos diarreicos, vômitos, queimaduras, entre outros.
- A diminuição do conteúdo hemoglobínico geralmente é acompanhada de diminuição do número de hemácias e tem importância nos diagnósticos de anemia.

## *Hematócrito*

É o valor percentual de hemácias em 100mL de sangue.

**Valores de referência**

- Homens: 40% a 53%.
- Mulheres: 37% a 43%.
- Crianças: 35% a 39%.
- Recém-nascidos: 60% a 62%.

**Interpretação**

- O aumento do hematócrito ocorre quando há policitemias, diminuição da tensão de O2 no sangue e desidratação grave.
- A diminuição do hematócrito ocorre com a redução do número de hemácias, nos casos de anemias, descompensações cardíacas, gravidez e administração excessiva de líquidos, que acarreta hemodiluição.

Faça suas anotações aqui

## *Índices hematimétricos*

Têm a função de auxiliar na caracterização das anemias. São eles:

- Hemoglobina corpuscular média (HCM): reflete o conteúdo médio de hemoglobina por hemácia. É determinada pela divisão da hemoglobina, em gramas (g) por 100mL de sangue, pelo número de hemácias em milhões por $mm^3$:

$$HCM = \frac{\text{Hemoglobina} \times 10}{\text{Hemácias}}$$

VN: 27 a 32pg; HCM >32: hipercromia; HCM <27: hipocromia.

- Volume corpuscular médio (VCM): representa a concentração ou peso médio de hemoglobina por 100mL de hemácias aglomeradas em relação a 100:

$$VCM = \frac{\text{Hemoglobina} \times 10}{\text{Hemácias}}$$

VN: 80 a 98fl; VCM >98fl: macrocitose; VCM <80fl: microcitose.

- Concentração de hemoglobina corpuscular média (CHCM): avalia a concentração de hemoglobina dentro da hemácia. É a relação entre a concentração de hemoglobina e o valor do hematócrito.

  Constitui um excelente analisador da hipocromia, uma vez que não leva em consideração a hemácia:

$$CHCM = \frac{\text{Hemoglobina}}{\text{Hematócrito}}$$

VN: 31% a 35%; CHCM >35%: esferocitose (alteração genética).

***Red cell distribution width*** **(RDW)**: representa o coeficiente de variação da distribuição do volume das hemácias e pode ser considerado um índice de heterogeneidade. Trata-se de um índice que avalia a distribuição das hemácias, em relação a sua largura, e é um marcador da existência ou não de anisocitose, sendo medido em valor percentual. Sua mensuração é fundamental para o estabelecimento do diagnóstico de policitemia vera:

$$RDW = 11{,}5\% \text{ a } 14{,}5\%$$

RDW ≥14,5%: anisocitose.

**Interpretação dos índices**

- Hipocromias: anemias acompanhadas de diminuição acentuada do nível de hemoglobina:
  - *Primária:* anemia ferropênica (diminuição de ferro).
  - *Secundária:* hemorragias agudas ou crônicas, tuberculose, paludismo, endocardite, sepse, tumores malignos, intoxicações.
- Hipercromias: anemias sem diminuição do nível de hemoglobina.
  - *Primária:* ocorre por falta de absorção ou armazenamento de vitamina $B_{12}$ e ácido fólico.
  - *Secundária:* anemia perniciosa, anemia hemolítica, entre outras.
- Microcitose: hemácias menores que o tamanho normal. Tem a mesma causa das anemias hipocrômicas.
- Macrocitose: hemácias maiores que o tamanho normal. Ocorrem nas anemias secundárias, afecções hepáticas e do pâncreas, no carcinoma gástrico, nefrite crônica, sífilis e tuberculose.
- Anisocitose: hemácias com tamanhos diferentes. Ocorre nas grandes solicitações da medula óssea (doenças em que seja necessário que a medula óssea produza muitas células sanguíneas).
- Pecilocitose: é a diferença no formato entre as hemácias. Ocorre nas grandes solicitações da medula óssea.
- Esferocitose: anemia hemolítica caracterizada por um defeito genético nas proteínas da membrana e/ou no citoesqueleto da partícula, levando a hemácias pequenas, de forma esférica (esferócitos), de constituição frágil, diferente da sua forma bicôncava e flexível.

Faça suas anotações aqui

## Leucograma ou série branca

### *Contagem global de leucócitos*

Método de contagem utilizado para verificação da quantidade de leucócitos presentes em 1 milímetro cúbico ($mm^3$) de sangue, sabendo-se que os leucócitos presentes são considerados as unidades móveis do sistema protetor do corpo.

Quando há menos de 5.000 leucócitos por $mm^3$ de sangue, diz-se que o paciente apresenta leucopenia; contagem superior a 10.000 leucócitos por $mm^3$ de sangue caracteriza um quadro de leucocitose.

**Valores de referência**

- Homens/Mulheres: 5.000 a 10.000 células/$mm^3$.
- Crianças: 6.000 a 14.000 células/$mm^3$.

Interpretação

- Leucopenia: pode indicar processos viróticos (rubéola, HIV), mononucleose, dengue, febre tifoide.
- Leucocitose: pode indicar processos infecciosos bacterianos (pneumonia, meningite), hemorragias, abdome agudo (gravidez ectópica, apendicite, peritonite), artrite séptica, artrite reumatoide, neoplasias, febre reumática, leucemias, tendinites, traumatismos recentes com edemas, entre outros.

  Observação: alguns indivíduos apresentam leucopenia fisiológica, enquanto outros têm leucocitose fisiológica.

Faça suas anotações aqui

## *Contagem específica dos leucócitos*

Dividem-se percentualmente em:

- Eosinófilos: 2% a 4%.
- Neutrófilos:
  - *Mielócitos:* 0%.*
  - *Metamielócitos:* 0% a 1%.*
  - *Bastões ou bastonetes:* 2% a 5%.**
  - *Segmentados:* 55% a 65%.
- Basófilos: 0% a 1%.
- Linfócitos: 21% a 35%.
- Monócitos: 4% a 8%.

* São células jovens, que normalmente não aparecem no exame.

** O aumento do valor percentual ou absoluto dos bastões denomina-se "desvio à esquerda", e sua avaliação é fundamental no quadro infeccioso.

**Interpretação**

- Eosinófilos: normalidade de 2% a 4%.
  - *Eosinofilia:* é o aumento do valor percentual ou absoluto dos eosinófilos; pode ser causada por:
    - moléstias alérgicas: asma brônquica, urticária, processos alérgicos;
    - Moléstias da pele: pênfigo, dermatite, escabiose, erupções cutâneas.
    - infestações parasitárias;
    - poliartrite aguda;
    - mialgia epidêmica.
  - *Eosinopenia:* é a diminuição do valor percentual ou absoluto dos eosinófilos; pode ser causada por:
    - processos infecciosos agudos supurativos;
    - reagudização de processos crônicos;

- estados tóxicos endógenos ou exógenos: coma diabético, uremia, hemólise aguda, câimbras generalizadas, parto, surtos emocionais, trabalho físico pesado;
- ausência de defesa, falência do córtice da suprarrenal.

- Neutrófilos: normalidade de 55% a 65%.
    - *Neutrofilia:* é o aumento do valor percentual ou absoluto dos neutrófilos; pode ser causada por:
        - infecções crônicas e agudas, especialmente por cocos, certas bactérias, espiroquetas e parasitos;
        - pneumonia, apendicite, meningite, hemorragias;
        - infecções localizadas: febre reumática, artrite séptica, poliartrite, tendinites crônicas, processos traumáticos com edemas, artrite reumatoide, difteria, varicela, leucemias;
        - intoxicações metabólicas: uremia, acidose diabética, gota, envenenamento.
    - *Neutropenia:* é a diminuição do valor percentual ou absoluto dos neutrófilos; pode ser causada por:
        - processos viróticos: HIV, rubéola, hepatite aguda, gripe;
        - mononucleose, febre tifoide, amigdalites, dengue, colecistites crônicas.
- Basófilos: normalidade de 0% a 1%.
    - *Basofilia:* é o aumento do valor percentual ou absoluto dos basófilos. Geralmente acompanha as modificações quantitativas dos eosinófilos; pode ser causada por:
        - leucemias crônicas, eritremias, anemias hemolíticas crônicas;
        - após esplenectomia, varíola, varicela, infecções estafilocócicas.
- Linfócitos: normalidade de 21% a 35%.
    - *Linfocitose:* é o aumento do valor percentual ou absoluto dos linfócitos; pode ser causada por:
        - processos agudos: gripe, doença de Chagas, coqueluche, virose, toxoplasmose, rubéola;
        - infecções crônicas: tuberculose, sífilis congênita ou secundária, linfocitose infecciosa, hanseníase;

- leucemia linfática;
- processos que comprometem o sistema linfático: amigdalites, processos ganglionares.

- *Linfopenia:* é a diminuição do valor percentual ou absoluto dos linfócitos; pode ser causada por:
  - processos agudos de infecções: apendicite, obstrução intestinal, pancreatite aguda, colecistite aguda;
  - cirrose hepática, caquexia, tuberculose ganglionar, neoplasias em estágios finais, comprometimento do sistema linfático;
  - após tiroidectomia, fase aguda de febre tifoide, uso de quimioterápicos, envenenamentos;
  - artrite séptica, febre reumática, poliartrite, artrite reumatoide.

- Monócitos: normalidade de 4% a 8%.
  - *Monocitose:* é o aumento do valor percentual ou absoluto dos monócitos; pode ser causada por:
    - infecções bacterianas: tuberculose, endocardite bacteriana subaguda;
    - na subsistência de infecção aguda, sarampo, lúpus, mononucleose, varicela, febre amarela, poliomielite, artrite reumatoide;
    - algumas infecções por protozoários: malária, febre maculosa, calazar, tripanossomíase, leishmaniose;
    - leucemia monocítica, alguns casos de tumoração cerebral;
    - processos que atingem órgãos ricos em células com atividade fagocitária;
    - processos de recuperação de infecções agudas com desvio à esquerda.
  - *Monocitopenia:* é a diminuição do valor percentual ou absoluto dos monócitos; pode ser causada por:
    - fase aguda de processos infecciosos;
    - falta de reação por parte do sistema reticuloendotelial (SER);
    - caquexia, desnutrição.

## Plaquetometria

É a contagem do número de plaquetas por milímetro cúbico de sangue.

**Valores de referência**

- 200.000 a 400.000 células/mm³.

**Interpretação**

- Trombocitose: é o aumento do número de plaquetas; pode ser causada por:
  - Grandes estímulos medulares.
  - Hemorragias, esplenectomia.
  - Transfusão de sangue.
  - Estados infecciosos: sepse, erisipela, tuberculose, febre reumática.
  - Cólera, cardiopatias valvulares, leucemia mieloide crônica, mononucleose, dengue, policitemia vera.
- Trombocitopenia: é a diminuição do número de plaquetas; pode ser causada por:
  - Sofrimento medular com baixa produção de plaquetas.
  - Pneumonia, febre tifoide, leucemias, anemia perniciosa, aplasia medular, desnutrição exagerada, sarampo, meningite, difteria, endocardite lenta.
  - Distúrbios da coagulação, uso de anticoagulantes.

**Observação**: a interpretação do hemograma não se restringe às modificações qualitativas e quantitativas de seus elementos aliadas às degenerações e outras alterações. É necessária a avaliação dos dados clínicos junto com o exame físico do paciente, para que se forme um quadro hematológico completo, o que facilita o diagnóstico.

Faça suas anotações aqui

**Quadro 4.1** | Interações relacionadas a fisioterapia

| | |
|---|---|
| **Leucograma** | ▶ Leucocitoses >14.000 células/$mm^3$ e/ou desvio à esquerda >10% dos bastões podem comprometer o desmame ventilatório devido ao quadro infeccioso<br>▶ Leucopenia <4.000 células/$mm^3$: pacientes podem estar mais suscetíveis à infecções, durante procedimentos como aspiração, VNI, entre outras técnicas podendo comprometer sua estabilidade clínica<br>▶ Leucopenia grave <1.500 células/$mm^3$ maior risco de evolução com Insuficiência Respiratória Aguda (IRpA) |
| **Eritrograma** | ▶ Hemoglobina <9g/dL pode indicar insucesso do desmame<br>▶ Atividades de reabilitação com paciente apresentando hematócrito <30% e/ou hemoglobina <9g/dL podem levar o paciente a comprometimentos como IRpA, DPOC ou IAM (cardiopatas) |
| **Plaquetometria** | ▶ Pacientes com trombocitose acentuada >600.000 células/$mm^3$ podem apresentar maior risco de acidentes tromboembólicos<br>▶ Pacientes com trombocitopenia <100.000 células/$mm^3$, são mais suscetíveis a riscos de apresentarem equimoses e hematomas após abordagem fisioterapêutica, sangramento durante procedimentos de aspiração traqueal e vias aéreas superiores<br>▶ Pacientes com trombocitopenia(grave) <10.000 células/mm, riscos de sangramento de vias aéreas durante à Ventilação Não Invasiva (VNI) |

IRpA: insuficiência respiratória aguda; DPOC: doença pulmonar obstrutiva crônica; IAM: infarto agudo do miocárdio.
Fonte: Desenvolvido pela autoria.

Faça suas anotações aqui

## REFERÊNCIAS BIBLIOGRÁFICAS


1. Barnes ME. Testes diagnósticos. Série Incrivelmente Fácil. Tradução: Fernando Diniz Mudim. Rio de Janeiro: Guanabara Koogan, 2005.
2. Bauer JD. Clinical laboratory methods. 9. ed. St. Louis: Mosby, 1982.
3. Begemann H, Rastetter J. Atlas of clinical hematology. Berlim: Springer-Verlag, 1979.
4. Bernard J, Lêvy JP. Manual de hematologia. 2. ed. Barcelona: Toray-Masson, 1979.
5. Bevilacqua F, Bensoussan E, Jansen JM. Manual do exame clínico. 9. ed. Rio de Janeiro: Cultura Médica, 1991.
6. Bick RL, Bennett J, Brynes R. Hematology clinical and laboratory practice. St. Louis: Mosby, 1993.
7. Carvalho WF. Técnicas médicas de hematologia e imuno-hematologia. 4. ed. Belo Horizonte. Cultura Médica, 1986.
8. Dacie SJV, Lewis SM. Practical hematology. 6. ed. Edinburgh: Churchill Livingstone, 1984.
9. Faillace RR. Hemograma: manual de interpretação. Porto Alegre: Artes Médicas, 1991.
10. Guimarães RX, Guerra CCC. Clínica e laboratório. 4. ed. São Paulo: Sarvier, 1990.
11. Guyton AC. Tratado de fisiologia médica. 9. ed. Rio de Janeiro: Guanabara Koogan, 1997.
12. Hayloe FGJ, Flemans RJ. Citologia hematológica. Holanda: Weert, 1989.
13. Henry JB. Clinical diagnosis management by laboratory methods. 18. ed. Philadelphia: W.B. Saunders, 1991.
14. Isselbacher KJ, Braunwald E, Wilson JD (eds.). Harrison's principles of internal medicine. 13. ed. New York: McGraw-Hill, 1994.
15. Lee GR, Wintrobe MM (eds.). Wintrobe's clinical hematology. Philadelphia: Lea & Febiger, 1993.
16. McClatchey KD. Clinical laboratory medicine. Baltimore: Williams & Wilkins, 1994.
17. Mundim FD. Testes de diagnósticos. Rio de Janeiro: Guanabara Koogan, 2005.
18. Nadum PC. Diagnóstico das hemoglobinopatias. São Paulo: Sarvier, 1987.
19. Noe DA, Rock RC. Laboratory medicine. The selection and interpretation of clinical laboratory studies. Baltimore: Williams & Wilkins, 1994.
20. Oliveira Lima A, Soares JB, Greco JB, Galizzi J, Cançado Jr. Métodos de laboratório aplicados à clínica. Técnica e interpretação. 7. ed. Rio de Janeiro: Guanabara Koogan, 1992.
21. O'Sullivan SB. Fisioterapia, avaliação e tratamento. São Paulo: Manole, 2000.
22. Ravel R. Clinical laboratory medicine. 4. ed. Chicago: Year Book Medical Publishers, 1984.
23. Stamatoyannopolulos G, Mazerus PW, Perlmutter RM, Varmus H. The molecular basis of blood diseases. Philadelphia: W.B. Saunders, 1994.

24. Talbot L, Mayers-Marquardt M. Avaliação em cuidados críticos. 3. ed. Rio de Janeiro: Reichman & Afonso Editores, 2001.

25. Thorup OA. Fundamentals of clinical hematology. Philadelphia: W.B. Saunders, 1997.

26. Tietz NW. Clinical guide to laboratory tests. 3. ed. Philadelphia: W.B. Saunders, 1995.

27. Walter AF. Diagnóstico laboratorial. 2. ed. Rio de Janeiro: Guanabara Koogan, 2001.

28. Zago MA, Falcão RP. Hematologia: fundamentos e prática. Rio de Janeiro: Atheneu, 2002.

Faça suas anotações aqui

## Exames de coalgulação sanguínea

### Tempo de Atividade Protrombínica (TAP)

Mede indiretamente o teor de vitamina K e os fatores responsáveis pelo mecanismo da via extrínseca da coagulação. Esse tempo se mostrará prolongado na deficiência de um ou mais dos seguintes fatores:

- Fator I: anticoagulantes circulantes.
- Fator II: antitrombinas.
- Fator V: produtos de degradação de fibrina e fibrinogênio.
- Fator VII: doenças hepáticas.
- Fator X: doença hemorrágica do recém-nascido.

**Valores de referência**

- 70% a 100%.

As medidas do tempo de protrombina apresentavam uma importante variação de resultados entre um laboratório e outro. Por esse motivo, a Organização Mundial da Saúde (OMS), o Comitê Internacional de Trombose e Hemostasia (CITH) e a Comissão Internacional de Padronização em Hematologia (CIPH) recomendaram a utilização do índice de sensibilidade internacional (ISI, do inglês *international sensibility index*) e a conversão dos resultados obtidos em índice razão normalizada internacional (INR, do inglês *international normalized ratio*). O INR corresponde ao valor proporcional entre o TAP do paciente e o padrão em relação ao ISI, que é o valor fornecido pelo fabricante da tromboplastina resultante de uma padronização internacional. O INR transforma os resultados obtidos, padronizando-os e possibilitando melhor correlação de resultados entre laboratórios, permitindo melhor controle do tratamento com anticoagulante oral.

$$INR = \frac{\text{TAP do paciente}}{\text{TAP – padrão}}$$

**Valores de referência**

- 1 a 1,5

Quadro 4.2 | Valores de referência para INR

| | |
|---|---|
| Prevenção primária e secundária de trombose venosa | ▶ Alvo: 2,5<br>▶ Limite: 2 a 3 |
| Acidente tromboembólico agudo e prevenção de tromboses venosas recidivantes | ▶ Alvo: 3,0<br>▶ Limite: 2 a 4 |
| Próteses valvulares cardíacas de profilaxia de tromboembolia arterial | ▶ Alvo: 3,5<br>▶ Limite: 3 a 4,5 |
| Anticoagulação pré-operatória | ▶ Alvo: 2,5<br>▶ Limite: 2 a 3 |

Fonte: Desenvolvido pela autoria.

**Importante**

Se o paciente estiver utilizando anticoagulante e/ou antiagregante plaquetário, os valores deverão estar aumentados, alargados ou prolongados, demonstrando eficácia da terapêutica. Caso não estejam, isso demonstra que o objetivo da anticoagulação não está sendo alcançado de acordo com o alvo do INR, mantendo-se assim o risco de acidentes tramboembólicos. Porém, se o paciente não estiver fazendo uso de anticoagulante e/ou antiagregante plaquetário e os valores estiverem aumentados, alargados, ou prolongados, isso demonstra deficiência de um ou mais dos fatores de coagulação citados anteriormente, o que pode causar discrasia sanguínea.

**Interações relacionadas a fisioterapia**

Os pacientes com TAP alterado apresentam maiores riscos de acidentes hemorrágicos, bem como equimoses e hematomas durante e após intervenções de fisioterapia, e maiores riscos de sangramento durante aspiração traqueal.

## *Tempo de Tromboplastina Parcial Ativada (PTT)*

Trata-se de um teste de coagulação sanguínea que substitui com grande vantagem o teste do tempo de coagulação. Por ser sensível e reprodutível, é o melhor dos testes a serem usados em triagens de defeitos da coagulação (via intrínseca).

**Valores de referência**

- 30 a 40s ou até 8s acima do plasma-padrão.

**Interpretação**

Mostra-se prolongado nas deficiências de um ou mais dos fatores de coagulação (I, II, V, VIII, IX, X, XI, XII) e no uso terapêutico de anticoagulantes.

- PTT prolongado com TAP normal: deficiências de XII, XI, IX, VIII (grupo dos hemofílicos).
- TAP prolongado com PTT normal: deficiências de VII.
- PTT prolongado com TAP prolongado: deficiências de X, V, II, I.
- PTT normal com TAP normal: deficiências de XIII e paciente normal.

**Importante**

Se o paciente estiver utilizando anticoagulante e/ou antiagregante plaquetário, os valores deverão estar aumentados, alargados ou prolongados, demonstrando eficácia da terapêutica. Caso não estejam, demonstram que o objetivo da anticoagulação não está sendo alcançado de acordo com o alvo do INR, mantendo-se assim o risco de acidentes tromboembólicos.

Porém, se o paciente não estiver fazendo uso de anticoagulante e/ou antiagregante plaquetário e os valores estiverem aumentados, alargados ou prolongados, isso demonstra deficiência de um ou mais dos fatores de coagulação citados anteriormente, podendo causar discrasia sanguínea.

**Interações relacionas a fisioterapia**

Os pacientes com o PTT alterado apresentam maior risco de acidentes hemorrágicos, bem como de equimoses e hematomas durante e após intervenções de fisioterapia e maiores riscos de sangramento durante aspiração traqueal.

## *Produto de Degradação de Fibrinogênio (Pdf)*

Exame realizado para detecção do fibrinogênio degradado, que é fragmentado pelo efeito polimerizante dos fatores de coagulação. É utilizado no diagnóstico diferencial das coagulopatias adquiridas e controle da coagulação intravascular disseminada e da fibrinólise primária.

**Valores de referência**

- 4 a 10µg/mL.

### Interpretação

**Valores aumentados (podem ser ocasionados por):** coagulação intravascular disseminada (CID), hemorragias graves, infarto cardíaco maciço, tromboembolia pulmonar (TEP), multi-hemotransfusões, tumores malignos.

### Interações relacionadas a fisioterapia

O PDF é um marcador razoável de tromboembolia pulmonar. A presença de um pré-teste positivo, junto com D-dímero aumentado, é um indicador importante de TEP, podendo orientar o fisioterapeuta na decisão quanto à conduta a ser adotada: ventilação não invasiva ou ventilação mecânica.

## *D-Dímero*

Exame que indica se a trombina está liberada *in vivo* com deposição de fibrina e ativação de pseudoenzimas com a ocorrência de fibrinólise secundária.

### Valores de referência

- <0,5µg/mL.

### Interpretação

- Valores aumentados (podem ser ocasionados por): CID, TEP.

### Interações relacionadas a fisioterapia

Excelente marcador laboratorial para o diagnóstico de tromboembolia pulmonar. A presença de um pré-teste positivo, junto com D-dímero aumentado, é um indicador importante de TEP, podendo orientar o fisioterapeuta na decisão quanto à conduta a ser adotada: ventilação não invasiva ou ventilação mecânica.

Faça suas anotações aqui

## REFERÊNCIAS BIBLIOGRÁFICAS


1. Barnes ME. Testes diagnósticos. Série Incrivelmente Fácil. Tradução: Fernando Diniz Mudim. Rio de Janeiro: Guanabara Koogan, 2005.
2. Bevilacqua F, Bensoussan E, Jansen JM. Manual do exame clínico. 9. ed. Rio de Janeiro: Cultura Médica, 1991.
3. Bick RL, Bennett J, Brynes R. Hematology clinical and laboratory practice. St. Louis: Mosby, 1993.
4. Guimarães RX, Guerra CCC. Clínica e laboratório. 4. ed. São Paulo: Sarvier, 1990.
5. Guyton AC. Tratado de fisiologia médica. 9. ed. Rio de Janeiro: Guanabara Koogan, 1997.
6. Harmeming DM. Clinical hematology and fundamentals of hemostasis. 2. ed. Philadelphia: F.A. Davis, 1992.
7. Henry JB. Clinical diagnosis management by laboratory methods. 18. ed. Philadelphia: W.B. Saunders, 1991.
8. Isselbacher KJ, Braunwald E, Wilson JD (eds.). Harrison's principles of internal medicine. 13. ed. New York: McGraw-Hill, 1994.
9. McClatchey KD. Clinical laboratory medicine. Baltimore: Williams & Wilkins, 1994.
10. Mundim FD. Testes de diagnósticos. Rio de Janeiro: Guanabara Koogan, 2005.
11. Noe DA, Rock RC. Laboratory medicine. The selection and interpretation of clinical laboratory studies. Baltimore: Williams & Wilkins, 1994.
12. Oliveira Lima A, Soares JB, Greco JB, Galizzi J, Cançado Jr. Métodos de laboratório aplicados à clínica. Técnica e interpretação. 7. ed. Rio de Janeiro: Guanabara Koogan, 1992.
13. Talbot L, Mayers-Marquardt M. Avaliação em cuidados críticos. 3. ed. Rio de Janeiro: Reichman & Afonso Editores, 2001.
14. Thorup OA. Fundamentals of clinical hematology. Philadelphia: W.B. Saunders, 1997.
15. Tietz NW. Clinical guide to laboratory tests. 3. ed. Philadelphia: W.B. Saunders, 1995.
16. Walter AF. Diagnóstico laboratorial. 2. ed. Rio de Janeiro: Guanabara Koogan, 2001.
17. Zago MA, Falcão RP. Hematologia: fundamentos e prática. Rio de Janeiro: Atheneu, 2002.


Faça suas anotações aqui

# Exames bioquímicos básicos no paciente gravemente enfermo

## Glicose sérica

Exame útil para o estabelecimento do diagnóstico e monitoração terapêutica do diabetes melito, para avaliação de distúrbios do metabolismo de carboidratos, para o diagnóstico diferencial das acidoses metabólicas e desidratação, e para avaliação da secreção inapropriada de insulina.

**Valores de referência**

- Recém-nascidos: 40 a 79mg/dL.
- Crianças: 60 a 99mg/dL.
- Adultos: 70 a 99mg/dL.

**Interpretação**

- Valores aumentados (podem ser ocasionados por): diabetes melito (DM), hipertireoidismo, feocromocitoma, pancreatite aguda, estresse, uso de fármacos (ácido acetilsalicílico [AAS], atropina, ácido ascórbico, anticonvulsivantes, diuréticos, furosemida, adrenalina, corticosteroides, dopamina, rifampicina, estrogênios, tiabendazol, indometacina, carbonato de lítio etc.).
- Valores diminuídos (podem ser ocasionados por): insulinomas, tumores extrapancreáticos (fibromas, sarcomas, hapatomas, mesoteliomas), insuficiência suprarrenal (doença de Addison), hipotireoidismo, hipopituitarismo, hiperinsulinismo, pancreatite crônica, desnutrição, síndrome de má absorção, alcoolismo, dano hepático (insuficiência hepática grave, necrose hepática fulminante), uso de fármacos (bloqueadores beta-adrenérgicos, esteroides anabólicos, anti-histamínicos, etanol, inibidores da monoamina oxidase [MAO], acetaminofeno, levodopa).

Faça suas anotações aqui

Quadro 4.2 | Interações relacionadas a fisioterapia

| | |
|---|---|
| **Pacientes hiperglicêmicos** | ▸ A longo prazo, fator predisponente de acidentes tromboembólicos<br>▸ Maior potencial de fadiga em atividades cinesioterapêuticas<br>▸ Pacientes com cetoacidose diabética, com ou sem distúrbio hidreletrolítico, podem cursar com quadro de síndrome da angústia respiratória aguda (SARA), edema cerebral, insuficiência respiratória aguda (IRpA), devendo o fisioterapeuta manter vigilância neuroventilatória, para possíveis intervenções ventilatórias (invasiva ou não invasiva) |
| **Pacientes hipoglicêmicos** | ▸ Maior risco de lipotimia/síncope durante atividades cinesioterapêuticas |

Fonte: Desenvolvido pela autoria.

## Avaliação da função renal

### *Ureia sérica*

É o metabólito quantitativamente mais importante do catabolismo das proteínas (principal fonte de excreção do nitrogênio) e na disseminação dos aminoácidos. Produzida no fígado, passa para a circulação sanguínea, onde é degradada em nível intersticial e eliminada pelo suor, pelo trato gastrintestinal e pelo rim. Sua concentração varia em indivíduos sadios e é influenciada por diversos fatores, como: grau de hidratação, dieta proteica e função renal. É utilizada, conjuntamente com a creatinina, na avaliação do funcionamento renal.

**Valores de referência**

- 10 a 50mg/dL.

**Interpretação**

- Valores aumentados (podem ser ocasionados por): desidratação, aumento do consumo proteico (observado na febre, no estresse, em queimaduras), hemorragia gastrintestinal, DM, insuficiência aguda do miocárdio, insuficiência renal, nefropatias, choque, insuficiência cardíaca, obstrução do trato urinário (cálculo, obstrução prostática).
- Valores diminuídos (podem ser ocasionados por): insuficiência hepática aguda, dieta pobre em proteínas, caquexia, gravidez, doença celíaca.

## *Creatinina sérica*

É um produto metabólico formado pela descarboxilação da creatina-fosfato no músculo, tendo, portanto, relação direta com a massa muscular. Homens e atletas produzem maiores quantidades de creatinina do que crianças, idosos e mulheres. A creatinina não é afetada normalmente pela dieta.

É filtrada no glomérulo e seu aumento sérico só é observado após o aumento da ureia. A concentração de creatinina sérica só se torna anormal quando aproximadamente metade ou mais de néfrons já estiverem comprometidos. É utilizada, conjuntamente com a ureia, na avaliação do funcionamento renal.

### Valores de referência

- Crianças: 0,3 a 0,7mg/dL.
- Adultos: 0,4 a 1,4mg/dL.

### Interpretação

- Valores aumentados (podem ser ocasionados por): diminuição do fluxo sanguíneo renal (insuficiência cardíaca congestiva, choque, desidratação), insuficiência renal por decréscimo da filtração glomerular, obstrução do trato urinário, intoxicação por metanol, uso de fármacos/medicamentos (metildopa, trimetropim, hidantoína, cefalosporina e ácido ascórbico).
- Valores diminuídos (podem ser ocasionados por): baixa estatura, desnutrição, diminuição da massa muscular, doença hepática grave, gravidez.

Faça suas anotações aqui

**Interações relacionadas a fisioterapia**

Valores aumentados indicam mau funcionamento e comprometimento renais, maior risco de congestão pulmonar, podendo causar IRpA e maior risco de insucesso do desmame ventilatório em pacientes com as escórias acentuadamente aumentadas podendo, ainda, causar edemas e/ ou anasarca, com ou sem linforreia, limitando as atividades cinesioterapêuticas.

## Eletrólitos

### *Sódio sérico*

É o maior cátion do líquido extracelular. É responsável por quase metade da osmolaridade do plasma, desempenhando papel fundamental na distribuição da água corporal. A determinação do sódio sérico indica alterações do seu teor no compartimento extracelular. Pseudo-hiponatremia ocorre quando o sódio sérico está diminuído, mas o soro não é hipotônico devido à passagem de outras moléculas para a água, mantendo a osmolaridade sérica normal ou aumentada. Sudorese excessiva, vômitos e diarreias influem nos níveis de sódio, aumentando-os ou diminuindo-os, dependendo do grau de perda e reposição hidreletrolítica. A dosagem do sódio tem ainda uma importância clínica laboratorial quando feita também no suor, pois é um importante exame auxiliar no diagnóstico de fibrose cística. Pacientes com fibrose cística geralmente apresentam valores maiores que 60mEq/L de sódio no suor.

**Valores de referência**

- **Sódio sérico:**
  - 136 a 146mEq/L.

Faça suas anotações aqui

**Interpretação**

- Valores aumentados (hipernatremia) (podem ser ocasionados por): desidratação, diabetes insípido, acidose diabética, síndrome de Cushing, tratamento excessivo com solução salina, aldosteronismo primário.
- Valores diminuídos (hiponatremia) (podem ser ocasionados por): baixa ingestão de sódio, reposição inadequada de sódio, uso abusivo de diuréticos, hipotireoidismo, hipoproteinemia, secreção inapropriada de hormônio antidiurético, doença de Addison, hipopituitarismo, cirrose, síndrome nefrótica, insuficiência congestiva crônica.

**Interações relacionadas a fisioterapia**

Valores alterados podem variar os níveis tensionais de pressão arterial, limitando a conduta fisioterapêutica:

- Na+ <120mEq/L: hipotensão.
- Na+ >160mEq/L: hipertensão.

## *Potássio sérico*

É o principal cátion do líquido intracelular. As variações da concentração de potássio prejudicam a capacidade de contração muscular. Níveis abaixo de 3mEq/L são associados a sintomas neuromusculares e apresentam alterações eletrocardiográficas, sendo que essas alterações também são vistas em níveis acima de 6mEq/L. Níveis iguais ou superiores a 10mEq/L são, na maioria dos casos, fatais.

Faça suas anotações aqui

## Valores de referência

- Recém-nascidos: 3,7 a 5,9mEq/L.
- Adultos: 3,5 a 5,3mEq/L.

## Interpretação

- Valores aumentados (hipercalemia) (podem ser ocasionados por): oligúria, anúria, choque, transfusões, desidratação, aumento do catabolismo celular, cetoacidose diabética, doença de Addison, hipertireoidismo, doenças hemolíticas, insuficiência renal, hemólise maciça, administração excessiva de potássio.
- Valores diminuídos (hipocalemia) (podem ser ocasionados por): vômitos, diarreias, colite ulcerativa, fístulas intestinais, uso de diuréticos, nefrites, síndromes de Crohn e de Cushing, acidose tubular renal, alcaloses, queimaduras extensas, fibrose cística, uso de digitálicos, cortisona, testosterona.

## Interações relacionadas a fisioterapia

- Valores <3mEq/L: distúrbios neuromusculares, tais como espasmos musculares, câimbras, fraqueza muscular, que limitam a intervenção fisioterapêutica, podendo ainda ocasionar dificuldade e/ou comprometimento do desmame ventilatório.
- Valores >6mEq/L: distúrbios neuromusculares, tais como contração tetânica e/ou arritmias cardíacas, que limitam a intervenção fisioterapêutica.

Faça suas anotações aqui

# Enzimas cardíacas

## Creatinocinase (CK) ou Creatinofosfocinase (CPK)

É uma enzima de origem essencialmente muscular, encontrada em músculos esqueléticos, no miocárdio e no cérebro, que catalisa a fosforilação reversível da creatina por ATP. Sua determinação é de extrema importância no diagnóstico de infarto agudo do miocárdio (IAM). Começa a elevar-se 4h a 6h após o episódio agudo, atingindo o pico 36h depois. Em geral, os níveis retornam ao normal entre o 4º e o 5º dias. É recomendável efetuar as determinações das atividades enzimáticas após 6, 12, 24 e 48h e, posteriormente, a intervalos de 1 a 2 dias. Desta maneira, é possível reconhecer eventuais complicações como: reinfarto, choque e insuficiência cardíaca aguda.

**Valores de referência**

- Homens: até 184UI/L.
- Mulheres: até 165UI/L.

**Interpretação**

- Valores aumentados (podem ser ocasionados por): IAM, lesões da musculatura cardíaca ou esquelética, miopatias congênitas e adquiridas, acidente vascular encefálico (AVE), fisioterapia, injeções intramusculares, hipotireoidismo, doenças infecciosas, tromboembolia pulmonar (TEP), hipertermia maligna, convulsões generalizadas, neoplasia de próstata, vesícula e trato gastrintestinal.

Faça suas anotações aqui

## *Isoenzimas da creatinocinase*

A CK é um dímero composto de duas subunidades, B (de cérebro [*brain*]) e M (de músculo [*muscle*]), formando três isoenzimas que podem ser separadas eletroforeticamente:

- CK-BB (ou CK-1): encontrada predominantemente no cérebro, é rápida e raramente está presente no sangue.
- CK-MM (ou CK-3): encontrada na musculatura esquelética, é lenta e está aumentada no sangue, por dano e distrofia muscular, podendo elevar-se após injeção intramuscular.
- CK-MB (ou CK-2): predominantemente do miocárdio, é intermediária e auxilia na avaliação da extensão do infarto.

## *Creatinocinase – fração MB (CK-MB)*

Elevações de CK-MB ocorrem em doenças que trazem dano ao miocárdio. O nível de CK-MB começa a elevar-se 3 a 6h antes do início do IAM, atinge um pico em 12 a 24h e retorna ao normal em 24 a 48h. Existe uma correlação aproximada entre a extensão do infarto e o grau de elevação da CK-MB.

Maratonistas e pacientes submetidos a cirurgia cardíaca podem apresentar níveis elevados de CK-MB.

### Valores de referência

- Até 25UI/L.

### Interpretação

- Valores aumentados (podem ser ocasionados por): IAM, miocardites.

aça suas anotações aqui

## *Desidrogenase láctica*

A desidrogenase láctica (LDH) é uma enzima intracelular presente no citoplasma de todas as células do organismo. Seus níveis são muito mais elevados em alguns tecidos do que no soro. Assim, sua elevação indica lesão celular.

**Valores de referência**

- 230 a 460UI/L.

Interpretação

- Valores aumentados (podem ser ocasionados por): proliferação de células neoplásicas, IAM, infarto pulmonar, leucemia aguda, doença hepática, anemia hemolítica, anemia megaloblástica, anemia falciforme, anemia perniciosa, necrose do músculo esquelético, choque, hipoxia intensa, doenças musculares.

## *Troponina I*

A troponina é um complexo proteico regulador da contração muscular associado ao filamento de actina dentro das células musculares. É formada por três subunidades, denominadas: T, I e C. A troponina T está unida à tropomiosina e, ao desprenderse do complexo troponina-actina, permite a formação do complexo actomiosina. A troponina C, ao fixar-se a quatro moléculas de cálcio, desencadeia sítios de conformação que permitem a contração da fibra muscular. A troponina I é a unidade inibitória de formação do complexo actomiosina, sendo assim uma proteína muscular cardíaca. Este complexo proteico de troponina T, I e C rompe-se em consequência de danos miocárdicos e seus componentes proteínicos individuais são liberados na corrente sanguínea. A troponina I é liberada na circulação sanguínea pouco tempo após o começo do dano cardíaco, aproximadamente nas 4 a 6h que se seguem ao IAM.

**Valores de referência**

- $<2\mu g/mL$.

### Interpretação

- Valores aumentados (podem ser ocasionados por): IAM.

### Interações relacionadas a fisioterapia

- Não se recomenda atividade de cinesioterapia musculoesquelética ativa resistida enquanto o paciente apresentar enzimas cardíacas aumentadas. O recomendável é atividade de cinesioterapia musculoesquelética passiva global, independentemente do nível de consciência e da cooperatividade do paciente, pois o objetivo nessa fase deve ser a manutenção da amplitude de movimento articular. Assim que as enzimas se normalizarem, pode-se liberar o paciente para atividade de cinesioterapia motora ativa assistida livre e deambulação, de acordo com cada paciente.
- Quanto a CK/LDH como marcadores de doenças neuromusculares, seus aumentos indicam lesão do músculo estriado esquelético, podendo confirmar o diagnóstico; porém, esse aumento não impede a abordagem do fisioterapeuta, como ocorre com essas mesmas enzimas como marcadores cardíacos.

Faça suas anotações aqui

## Avaliação da função hepatobiliar

### Transaminase glutâmico oxalacética (TGO) ou aspartato aminotransferase (AST)

Enzima encontrada no citoplasma e também nas mitocôndrias do miocárdio, do fígado, da musculatura esquelética, do rim e do cérebro. Sendo assim, sua elevação indica um comprometimento celular mais profundo. Níveis elevados dessa enzima auxiliam no diagnóstico de doenças cardíacas, hepáticas e musculares. Essa enzima é liberada no sangue em grandes quantidades quando há dano à membrana do hepatócito, resultando em aumento da permeabilidade. A necrose em si não é necessária e há baixa correlação entre o grau de lesão hepatocelular e o nível das aminotransferases.

Assim, a elevação absoluta da TGO tem grande significado diagnóstico, e não prognóstico, nas hepatopatias agudas. É utilizada também na monitoração de tratamentos que utilizam fámacos hepatotóxicos. Juntos, TGO e TGP são indicadores sensíveis de dano hepático em diferentes tipos de doença.

Deve-se enfatizar, porém, que apresentar níveis mais altos que o normal dessas enzimas não indica, necessariamente, ser portador de uma doença hepática estabelecida. Tais índices podem indicar algum problema ou não. A interpretação dos níveis altos de TGO e TGP depende do quadro clínico em geral. A atividade dessa enzima no infarto eleva-se dentro das primeiras 12h, atingindo um pico em 24h e retornando ao normal por volta do 5º dia.

**Valores de referência**

- Até 40UI/L.

**Interpretação**

- Valores aumentados (podem ser ocasionados por): gravidez, necrose hepática, anemias hemolíticas, pancreatite aguda, cirrose hepática, hepatites, icterícia obstrutiva, mononucleose, hipotireoidismo, traumatismo e necrose cerebral, dermatomiosites, queimaduras graves, distrofias musculares, lesões da musculatura esquelética, cateterização e angioplastia cardíaca, fármacos (isoniazida, eritromicina, progesterona, esteroides anabólicos).

## Transaminase glutâmico-pirúvica (TGP) a alanina aminotransferase (ALT)

Trata-se de uma enzima intracelular presente em grandes quantidades no fígado e, em pequenas quantidades, na musculatura esquelética, no rim e no coração. Esta enzima é liberada no sangue em grandes quantidades quando há dano à membrana do hepatócito, resultando em aumento da permeabilidade. A necrose em si não é necessária, e há baixa correlação entre o grau de lesão hepatocelular e o nível das aminotransferases. Assim, a elevação absoluta das aminotransferases tem grande significado diagnóstico, e não prognóstico, nas hepatopatias agudas. Tanto a TGP quanto a TGO são indicadores sensíveis de dano hepático em diferentes tipos de doença. São encontrados níveis mais altos de TGP e TGO em distúrbios que causam a morte de numerosas células. Como teste de função hepática, a TGP é mais sensível para detecção de danos no hepatócito do que para obstrução biliar, sendo considerada um excelente marcador hepatocelular.

### Valores de referência

- Até 45UI/L.

### Interpretação

**Valores aumentados (podem ser ocasionados por)**: hepatites infecciosa e tóxica, doença pancreática, mononucleose, cirrose, icterícia obstrutiva e carcinoma metastático.

Faça suas anotações aqui

## *Fosfatase alcalina*

É uma enzima com atividade ótima *in vitro* a pH próximo de 10, presente em muitos tecidos, particularmente no epitélio intestinal, no túbulo renal, nos osteoblastos, no fígado e na placenta.

A forma presente no soro de adultos normais origina-se principalmente do fígado e do esqueleto e depende acentuadamente da idade. Sua função precisa no metabolismo ainda não está de todo compreendida e parece estar associada ao transporte lipídico no intestino e a processos de calcificação óssea. Sua dosagem é de interesse na investigação de doenças hepatobiliares e ósseas associadas a hiperatividade osteoblástica.

**Valores de referência**

**Recém-nascidos:** 128 a 484UI/L.

**Até 13 anos:** 128 a 265UI/L.

**De 13 a 15 anos:** 128 a 464UI/L.

**Adultos:** 38 a 126UI/L.

**Interpretação**

- Valores aumentados (podem ser ocasionados por): doenças hepáticas e do trato biliar, metástases para fígado e osso, acromegalia, doença de Paget, hipertireoidismo, raquitismo, mononucleose infecciosa, hiper-paratireoidismo, crescimento ósseo fisiológico, terceiro trimestre de gravidez, osteomalacia.
- Valores diminuídos (podem ser ocasionados por): hipotireoidismo, uso de estrogênio simples ou combinado com androgênio.

Faça suas anotações aqui

## *Gama glutamiltranspeptidase (GGT)*

Acredita-se que esta enzima, originária principalmente do sistema hepatobiliar, tenha a função de transferir aminoácidos através das membranas celulares. Tende a elevar-se em doenças hepáticas e pancreáticas, sendo um indicador mais sensível de colestase (frequentemente uma elevação precoce e duradoura) do que as demais enzimas (transaminases, fosfatase alcalina). Atua na desintoxicação hepática a drogas ilícitas/fármacos e na detecção de uso abusivo de drogas ilícitas/fármacos. A liberação da GGT no soro reflete o efeito tóxico do álcool e outras drogas ilícitas/fármacos na estrutura microssômica nas células hepáticas. Esta enzima é útil no diagnóstico de metástase no fígado, embora fármacos utilizados no tratamento de câncer sejam, em geral, hepatotóxicos e costumem elevar mais os níveis desta enzima do que a própria doença.

### Valores de referência

- Homens: até 56UI/L.
- Mulheres: até 41UI/L.

### Interpretação

- Valores aumentados (podem ser ocasionados por): hepatoma, carcinoma de pâncreas, carcinoma metastático de fígado, doença crônica alcoólica, colestase, cirrose, hepatite, lúpus eritematoso sistêmico (LES), atresia biliar, hipertireoidismo, anticonvulsivantes.

Faça suas anotações aqui

## Bilirrubinas séricas

A bilirrubina é um produto proveniente da quebra das moléculas de hemoglobina no sistema reticuloendotelial, dando origem, primeiramente, à bilirrubina não conjugada (indireta), com afinidade pelo sistema nervoso central. Este componente, insolúvel em água, liga-se à albumina para ser transportado até os sinusoides hepáticos, onde é captado pelos hepatócitos e conduzido até o sistema reticuloendotelial liso para conjugação. Após conjugação com ácido glicurônico, transforma-se em bilirrubina conjugada (direta), hidrossolúvel, com afinidade por tecidos elásticos, sendo excretada pelos canalículos hepáticos no intestino delgado. No duodeno e no íleo terminal, parte dela é desconjugada e transformada em estercobilinogênio pela flora bacteriana e eliminada pelas fezes, parte é reabsorvida (ciclo êntero-hepático) e parte escapa à captação hepática e é excretada pelo rim como urobilinogênio.

*Causas de icterícia*

- Aumento da oferta: reação transfusional, mecanismos autoimunes, uso de fármacos, hemoglobinopatias, infecções virais e bacterianas, queimaduras e processos hemolíticos.
- Alteração no transporte: mecanismo de competição com a albumina por fármacos, acidose metabólica e hipoalbuminemias.
- Alteração na captação: mecanismo de competição com fármacos e contrastes radiológicos. Distúrbios transitórios após hepatites. Imaturidade neonatal e em alguns pacientes com síndrome de Gilbert.
- Alteração na conjugação: por deficiência parcial ou total de enzimas como a glicuronil-transferase (síndromes de Gilbert e de Crigler-Najjar dos tipos I e II), imaturidade dos processos enzimáticos, como no recém-nascido, e por inibição pela presença de um esteroide oriundo do leite materno, como na síndrome de Lucey-Driscoll.
- Deficiência de excreção: por obstáculo ao fluxo biliar de origem intra- ou extra-hepática causado por cálculos, tumores de vesícula ou vias biliares, câncer de fígado ou pâncreas, adenomegalias, abscessos, pancreatites e doenças congênitas das vias biliares.
- Outros mecanismos: distúrbios metabólicos por drogas ilícitas/fármacos, álcool, infecções, doenças infiltrativas e doenças virais.

### Valores de referência

- Direta: até 0,4mg/dL.
- Indireta: 0,1 a 0,8mg/dL.
- Total: 0,1 a 1,2mg/dL.

### Interpretação

- Causas do aumento da bilirrubina não conjugada (indireta – por distúrbios na produção, no transporte, na captação e na conjugação): anemias hemolíticas: hereditárias (falciforme, talassemia, esferocitose, outras hemoglobinopatias) e anemias hemolíticas adquiridas (autoimune, fármacos, transfusional, infecção viral e bacteriana). Reabsorção a partir de fontes extravasculares (hematomas, infarto pulmonar). Doença hepática grave, síndromes de Gilbert e de Crigler-Najjar, fármacos, hipoalbuminemia, contrastes radiológicos.
- Causas do aumento da bilirrubina conjugada (direta – por distúrbios de excreção): colestase intra e extrahepática por distúrbios metabólicos, fármacos, alterações congênitas, infecções virais e bacterianas e obstrução mecânica.

### Interações relacionadas a fisioterapia

Apesar de alterações da função hepatobiliar não interferirem diretamente na conduta do fisioterapeuta, deve-se considerar que que pacientes graves com aumento acentuado dessas enzimas normalmente apresentam intensa dor abdominal, ascite, podendo manifestar aumento da pressão intra-abdominal, o que pode comprometer as mobilizações articulares e, principalmente, prejudicar a mecânica ventilatória, podendo em seu estado mais grave evoluir com IRpA, devendo o fisioterapeuta estar atento para possíveis intervenções ventilatórias (invasiva ou não invasiva).

Faça suas anotações aqui

# Avaliação da função pancreática

## Amilase sérica

Trata-se de hidrolases que degradam complexos de carboidratos e que são predominantemente de origem pancreática. Conhecem-se duas isoenzimas: a pancreática e a salivar, na proporção de 40:60 em soro de indivíduos sadios. As dosagens das amilases sérica e urinária são amplamente utilizadas no diagnóstico de doenças do pâncreas, bem como na investigação da função pancreática. Na maioria dos pacientes com pancreatite aguda, seus níveis séricos elevam-se 2 a 12h após o início do episódio, atingindo pico em 24h e retornando ao normal em 48 a 72h.

**Valores de referência**

- 22 a 108 UI/L.

**Interpretação**

- Valores aumentados (podem ser ocasionados por): parotidite, pancreatite aguda, gravidez ectópica, oclusão mesentérica, queimaduras graves, lesão da glândula salivar, doença intra-abdominal (peritonite, apendicite aguda), intoxicação alcoólica, insuficiência renal grave, obstrução do canal pancreático, neoplasias (de pulmão e ovário), câncer de pâncreas, cetoacidose diabética.
- Valores diminuídos (podem ser ocasionados por): insuficiência pancreática, fibrose cística avançada, hepatopatias graves.

Faça suas anotações aqui

## Lipase

A lipase é uma enzima que hidrolisa triglicerídeos a monoglicerídeos. É produzida predominantemente no pâncreas, sendo um marcador essencial na doença pancreática. A elevação de seus níveis séricos nem sempre coincide com os da amilase na doença pancreática, mas frequentemente os níveis permanecem elevados por um período mais longo. Enquanto a amilase tende a elevar-se mais precocemente na pancreatite aguda, a lipase eleva-se nas primeiras 12h, após o início do episódio, permanecendo elevada 7 a 10 dias.

### Valores de referência

- 23 a 300UI/L.

### Interpretação

- Valores aumentados (podem ser ocasionados por): pancreatite aguda, pancreatite crônica, fármacos de ação colinérgica.

### Interações relacionadas a fisioterapia

Apesar de alterações na função pancreática não interferirem diretamente na conduta do fisioterapeuta, deve-se levar em consideração que pacientes graves com aumento acentuado dessas enzimas normalmente apresentam intensa dor abdominal, podendo evoluir com ascite e manifestar aumento da pressão intra-abdominal, o que pode comprometer as mobilizações articulares e principalmente prejudicar a mecânica ventilatória, podendo em seu estado mais grave evoluir com IRpA, devendo o fisioterapeuta estar atento para possíveis intervenções ventilatórias (invasiva ou não invasiva).

Faça suas anotações aqui

## REFERÊNCIAS BIBLIOGRÁFICAS


1. Assmann G, Schulte H. Identification of individuals at high risk for myocardial infarction. Atherosclerosis. 1994; 110(Suppl):S11-21.
2. Barnes ME. Testes diagnósticos. Série Incrivelmente Fácil. Tradução: Fernando Diniz Mudim. Rio de Janeiro: Guanabara Koogan, 2005.
3. Bauer JD. Clinical laboratory methods. 9. ed. St. Louis: Mosby, 1982.
4. Bertagna X. New causes of Cushing's syndrome. N Engl J Med. 1992;327(14):1024-5.
5. Bevilacqua F, Bensoussan E, Jansen JM. Manual do exame clínico. 9. ed. Rio de Janeiro: Cultura Médica, 1991.
6. De Groot LJ, Kahn CR, Weir GC. Joslin's diabetes mellitus. 13. ed. Philadelphia: Lea & Febiger, 1994.
7. Glew RH, Ninoyama Y. Clinical studies in medical biochemistry. 2 ed. Oxford: Oxford University Press, 1997.
8. Guimarães RX, Guerra CCC. Clínica e laboratório. 4. ed. São Paulo: Sarvier, 1990.
9. Havel RJ, Rapaport E. Management of primary hyperlipidemia. N Engl J Med. 1995; 332(22):1491-8.
10. Henry JB. Clinical diagnosis management by laboratory methods. 18. ed. Philadelphia: WB Saunders, 1991.
11. Isselbacher KJ, Braunwald E, Wilson JD (eds.). Harrison's Principles of internal medicine. 13. ed. New York: McGraw-Hill, 1994.
12. Kaplan A, Rhona J. Clinical chemistry: interpretation and techniques. Baltimore: Williams & Wilkins, 1995. p. 514.
13. McClatchey KD. Clinical laboratory medicine. Baltimore: Williams & Wilkins, 1994.
14. Mundim FD. Testes de diagnósticos. Rio de Janeiro: Guanabara Koogan, 2005.
15. Noe DA, Rock RC. Laboratory medicine. The Selection and interpretation of clinical laboratory studies. Baltimore: Williams & Wilkins, 1994.
16. Oliveira Lima A. Métodos de laboratório aplicados à clínica – técnica e interpretação. 8. ed. Rio de Janeiro: Guanabara Koogan, 1992.
17. Ravel R. Clinical laboratory medicine. 4. ed. Chicago: Year Book Medical Publishers, 1984.


aça suas anotações aqui

## Gasometria arterial

A gasometria arterial é um exame invasivo que avalia as concentrações de oxigênio, a ventilação alveolar e o estado acidobásico do paciente crítico. Sendo assim, os valores gasométricos são importantes quando o quadro clínico do paciente sugere uma anormalidade na oxigenação, na ventilação e no estado acidobásico. Os níveis dos gases arteriais também são obtidos para avaliação das alterações na terapia que podem afetar a oxigenação, tal como a mudança na concentração de oxigênio inspirado ($FiO_2$), níveis aplicados de pressão positiva expiratória final (PEEP), pressão das vias aéreas, ventilação alveolar (mudança de frequência respiratória, alterações do volume corrente) ou equilíbrio acidobásico. Os valores da gasometria arterial são de grande importância, pois norteiam toda a terapêutica prestada ao doente grave, o que torna seu conhecimento fundamental para o fisioterapeuta envolvido no atendimento do paciente. Os locais de coleta das amostras de gasometria arterial podem ser: a artéria radial (geralmente é o local de primeira escolha), artéria braquial e artéria femoral. Como em qualquer exame complementar, a gasometria arterial só será de grande valia se os dados forem confiáveis.

Por esse exame temos condição de analisar diversos parâmetros, como:

- Potencial de hidrogênio (pH): a acidez do sangue ou do plasma é função da atividade hidrogeniônica, que é definida como produto da concentração dos íons de hidrogênio pelo coeficiente de atividade hidrogeniônica.
  - *Valor de referência (arterial)*: 7,35 a 7,45.
    - valores aumentados podem indicar: alcalose;
    - valores diminuídos podem indicar: acidose.
- Pressão de dióxido de carbono no sangue ($PCO_2$): a determinação da pressão de $CO_2$ no sangue depende do pH, como o pH depende da pressão de $CO_2$ que está em equilíbrio com o sangue. A variação do pH é proporcional ao logaritmo da pressão de $CO_2$.
  - *Valor de referência (arterial)*: 35 a 45mmHg.
    - valores aumentados podem indicar: hipercapnia ou acidose respiratória;
    - valores diminuídos podem indicar: hipocapnia ou alcalose respiratória.

- Pressão parcial de oxigênio ($PO_2$): determina a pressão parcial de oxigênio no sangue.
  - *Valor de referência (arterial)*: 80 a 100mmHg.
    - valores aumentados podem indicar: hiperoxemia;
    - valores diminuídos podem indicar: hipoxemia.
- Bicarbonato ($HCO_3$): uma considerável parte do dióxido de carbono no sangue está presente em forma de íons de bicarbonato.
  - *Valor de referência (arterial)*: 22 a 26mmol/L.
    - valores aumentados podem indicar: alcalose metabólica;
    - valores diminuídos podem indicar: acidose metabólica.
- Total de dióxido de carbono (TCO2): é o calculo do total de gás carbônico presente no sangue.
  - *Valor de referência (arterial)*: 23 a 28mmol/L.
- Excesso de base (BE, do inglês *base excess*): é normalmente utilizado para se estimar o número de equivalentes de bicarbonato de sódio ou de cloreto de amônia necessário para corrigir o pH e o HCO3 do paciente.
  - *Valor de referência (arterial)*: (–2) a (+2)mmol/L.
    - *valores aumentados podem indicar*: alcalose metabólica;
    - *valores diminuídos podem indicar*: acidose metabólica.
- Saturação de oxigênio ($SO_2$): representa o quociente entre o volume de oxigênio carregado pelo sangue e o volume máximo que pode ser transportado.
  - *Valor de referência (arterial)*: >95%.
- Conteúdo de oxigênio ($O_2$ cont): o conteúdo de oxigênio representa o volume total de oxigênio carregado pelo sangue, expresso em vol% ($mm^3$ de oxigênio por 100mL de sangue).
  - *Valor de referência (arterial)*: variável de acordo com o laboratório de referência.
- Oxigênio alveolar (A): indica a pressão parcial do oxigênio no gás alveolar.
  - Valor de referência (arterial): variável de acordo com o laboratório de referência.

- **Quociente das pressões arterial/alveolar (a/A):** fornece um índice de oxigenação que varia pouco em função de alterações no FIO2. Pode ser útil para se prever a pressão de oxigênio alveolar em caso de mudança na $FIO_2$.
    - Valor de referência (arterial): >0,6.
- **Gradiente de pressão alveolar/arterial ($AaDO_2$):** é um indicador da troca de gás nos pulmões.

Quadro 4.3 | Valores de referência

| Gasometria | Arterial | Unidade |
|---|---|---|
| pH | 7,35 a 7,45 | – |
| $PCO_2$ | 35 a 45 | mmHg |
| $PO_2$ | 80 a 100 | mmHg |
| $HCO_3$ | 22 a 26 | mmol/L |
| $TCO_2$ | 23 a 28 | mmol/L |
| $SO_2$ | >95 | % |
| BE | (-2) a (+2) | mmol/L |
| $O_2$cont | * | – |
| A | * | – |
| a/A | >0,6 | – |
| $AaDO_2$ | * | – |

* Variável de acordo com o laboratório de referência

Fonte: Desenvolvido pela autoria.

Faça suas anotações aqui

Quadro 4.4 | Consequências do desequilíbrio acidobásico

| **Acidose respiratória** | **Ph diminuídoPaCO2 aumentado** |
|---|---|
| Compensação respiratória intervencional | $PaCO_2$ diminuído (hiperventilação) |
| Compensação metabólica | $HCO_3$ aumentado |
| **Causas** | **Quadro clínico** |
| Diminuição da ventilação alveolar | ▸ Sonolência<br>▸ Desorientação<br>▸ Arritmia cardíaca<br>▸ Vasodilatação cerebral |

| **Alcalose respiratória** | **Ph aumentado PaCO2 diminuído** |
|---|---|
| Compensação respiratória intervencional | $PaCO_2$ aumentado (hipoventilação) |
| Compensação metabólica | $HCO_3$ diminuído |
| **Causas** | **Quadro clínico** |
| Hiperventilação inapropriada | Confusão mental |
| Sepse | Crises convulsivas |
| Febre | Parestesia e tetania |
| Hepatopatia grave | Diminuição do *drive* respiratório |

| **Acidose metabólica** | **$HCO_3$ diminuído** |
|---|---|
| Compensação respiratória | $PaCO_2$ diminuído (hiperventilação) |
| **Causas** | **Quadro clínico** |
| Acidose láctica | Taquipneia e fadiga da musculatura respiratória |
| Cetoacidose diabética | Diminuição do inotropismo cardíaco |
| Insuficiência renal | Arritmias malignas |
| Desidratação | Vasodilatação |

| **Alcalose metabólica** | **$HCO_3$ aumentado** |
|---|---|
| Compensação respiratória | $PaCO_2$ aumentado (hipoventilação alveolar) |
| **Causas** | **Quadro clínico** |
| Vômitos | Confusão mental e crises convulsivas |
| Diuréticos | Parestesia e tetania |
| Corticosteroides | Diminuição do *drive* respiratório |

Fonte: Desenvolvido pela autoria.

Faça suas anotações aqui

## REFERÊNCIAS BIBLIOGRÁFICAS


1. Carmelengo L. Blood gases. American Society of Extracorporeal Technology, Self y Module. Reston: AmSECT, 1990.
2. Franco S. Bioinforme 96. Rio de Janeiro: Laboratórios Sérgio Franco, 1996.
3. Goldberger EA. Primer of water, electrolyte and acid-base syndromes. 4. ed. Philadelphia: Lea & Febiger, 1971.
4. Gump FE. Acid-base disturbances. In: Berk JL, Sampliner JE, Artz JS, Vinocur B. Handbook of critical care. Boston: Little, Brown & Co., 1976.
5. Guyton AC. Acid-base balance. In: Guyton AC. Textbook of medical physiology. 8. ed. Philadelphia: W.B. Saunders, 1991.
6. Justiniano AN, Souza LC. Exames de rotina em terapia intensiva. In: Souza LC. Fisioterapia Intensiva. Rio de Janeiro: Atheneu, 2007.
7. Luce JM, Pierson JM, Tyler ML. Tratamento respiratório intensivo. 2. ed. Tradução: Vilma Ribeiro de Souza Vargas. Rio de Janeiro: Editora Revinter, 1995.
8. Motta VT. Distúrbios ácido-base. Diagnóstico fisiológico. Caxias do Sul – RS: EDUCS, 1981.
9. Oliveira Lima A. Métodos de laboratório aplicados à clínica – técnica e interpretação. 7. ed. Rio de Janeiro: Guanabara Koogan, 1992.
10. Ream AK, Reitz BA, Silverberg G. Temperature correction of PCO2 and pH in estimating acid-base status: an example of the emperor's new clothes? Anesthesiology. 1982; 56(1):41-4.
11. Robinson JR. Fundamentals of acid base regulation. 4. ed. London: Blackwell Scientific Publications, 1972.
12. Rose BD. Physiology of acid-base and electrolyte disorders. New York: McGraw-Hill, 1995.
13. Shapiro BA. Harrison RA, Walton JR. Aplicações clínicas dos gases sanguíneos. 2. ed. Rio de Janeiro: Cultura Médica, 1980.
14. Terzi RGG. Equilíbrio ácido-básico e transporte de oxigênio. Barueri – SP: Editora Manole, 1992.
15. Walter AF. Diagnóstico laboratorial. 2. ed. Rio de Janeiro: Guanabara Koogan, 2001.


Faça suas anotações aqui

## Lactato arterial

O ácido láctico, um intermediário no metabolismo dos carboidratos, é derivado, predominantemente, do músculo esquelético, do cérebro e das hemácias. Constitui o produto final da glicólise anaeróbica que ocorre em tecidos hipóxicos. Atualmente é considerado um marcador precoce para o metabolismo anaeróbico celular. Alterações, ainda que pequenas, na taxa de extração celular de oxigênio elevam os níveis séricos de lactato, o que nem sempre é percebido clinicamente nem por análises gasométricas, devido aos mecanismos-tampão utilizados pelo organismo. O lactato é um produto final da glicólise anaeróbica que ocorre em tecidos hipóxicos; contudo, tecidos bem oxigenados podem, em certas condições, gerar lactato através da glicólise aeróbica. Em repouso, a concentração normal de lactato no sangue é inferior a 2mmol/L. Durante o exercício físico, aumenta para valores de 5mmol/L ou mesmo superiores. Um nível superior a 2mmol/L em repouso é considerado anormal. Contudo, pequenas elevações do lactato (2 a 4mmol/L) podem não se acompanhar de acidose. Para a maioria dos autores, a acidose láctica está presente quando a concentração do lactato arterial é superior a 5mmol/L e o pH arterial é inferior a 7,35.

### Valores de referência

- <2,5mmol/L ou 5,7 a 22mg/dL.

### Interpretação

Valores aumentados podem ser ocasionados por:

- Estados hipóxicos: diminuição da oxigenação tecidual (hipoxia), como no choque (hipovolêmico, séptico, cardiogênico), na insuficiência ventricular esquerda, no estado asmático e na insuficiência respiratória aguda.
- Estados não hipóxicos: alterações da depuração do lactato (disfunções hepática ou renal), disfunções da piruvato-desidrogenase (devidas a sepse, endotoxemia, déficit de tiamina, níveis elevados de catecolaminas), uso de fármacos/medicamentos (etanol, metanol, salicilatos etc.).
- Glicólise aeróbica acelerada: secundária a sepse, convulsões, pacientes politraumatizados, neoplasias (não devendo ser utilizada como parâmetro de deficiência de perfusão tecidular).

Segundo um estudo realizado por Vincent (1996), a causa mais importante de acidose láctica é a deficiente oxigenação celular que ocorre nos estados de choque (hipovolêmico, cardiogênico ou séptico). Nestes doentes, a gravidade da hiperlacticidemia foi relacionada com o prognóstico. Quando superior a 10mmol/L, são escassas as hipóteses de sobrevivência (Tabela 4.1).

Tabela 4.1 | Relação entre lacticidemia e mortalidade

| Lactato (mmol/L) | Terminologia clínica | Mortalidade associada(%) |
|---|---|---|
| <2,5 | Normal | – |
| 2,5 a 4,9 | Discreta | 25 a 35 |
| 5 a 9,9 | Moderada | 60 a 75 |
| >10 | Grave | >95 |

Fonte: Adaptada de Serial Blood Lactate Levels can Predict the Development of Multiple Organ Failure Following Septic Shock.

Vincent (1996) relata que, além do valor dos níveis de lactato, a duração da hiperlacticidemia tem importante valor prognóstico no choque séptico. A hipoxemia e a anemia raramente se acompanham de acidose láctica. Doentes com doença pulmonar obstrutiva crônica (DPOC) ou síndrome do desconforto respiratório agudo (SDRA/SARA), na ausência de choque, podem apresentar hipoxemia grave sem que haja acidose láctica. Nos pacientes anêmicos, apenas quando o hematócrito é inferior a 10% é que surge diminuição da oxigenação tecidual (até esse valor, o aumento da extração de $O_2$ ajuda a manter constante o consumo de $O_2$ pelos tecidos).

### Interações relacionadas a fisioterapia

- É considerado um excelente marcador hipóxico: mesmo nos pacientes em quem a gasometria mantém padrões de normalidade, pode ser utilizado para orientar a escolha da melhor terapêutica ventilatória: invasiva ou não invasiva.
- Lactato de 2,5 a 4,9mmol/L: pode-se optar pela ventilação não invasiva, porém com conduta expectante quanto ao insucesso da ventilação não invasiva (VNI); avaliar as indicações e contraindicações da VNI.
- Lactato >5mmol/L: contraindicada a utilização da VNI, e a terapia de escolha deve ser a ventilação mecânica invasiva.

- Avaliar criteriosamente quanto à viabilidade das mobilizações/cinesioterapia, normalmente optando-se por suspender condutas musculoesqueléticas ativas, não tendo contraindicações absolutas quando cinesioterapia passiva.

Faça suas anotações aqui

## REFERÊNCIAS BIBLIOGRÁFICAS

16. Davenport HW. ABC of acid base chemistry. 6. ed. Chicago: The University of Chicago Press, 1974.

17. Day NP, Phu NH, Bethell DP, Mai NT, Chau TT, Hien TT, White NJ. The effects of dopamine and adrenaline infusions on acid-base balance and systemic haemodynamics in severe infection. Lancet. 1996; 348(9022):219-23.

18. Franco S. Laboratórios. Rio de Janeiro: Bioinforme 96, 1996.

19. James JH, Luchette FA, McCarter FD, Fischer JE. Lactate is an unreliable indicator of tissue hypoxia in injury or sepsis. Lancet. 1999; 354(9177):505-8.

20. Vincent, Jean-Louis, MD. Jan Bakker, MD Philippe Gris, MD Michel Coffernils MD Robert J. Kahn, MD, PhD. Serial Blood Lactate Levels can Predict the Development of Multiple Organ Failure Following Septic Shock. From the Department of Intensive Care, Erasme University Hospital, Free University of Brussels, Brussels, Belgium, 1996 171(2):221-6.

21. Kamoun P. Manual de exames de laboratório. Rio de Janeiro: Atheneu, 1989.

22. Kellum JA. Recent advances in acid-base physiology applied to critical care. In: Vincent JL. Yearbook of intensive care and emergency medicine. Berlim: Springer. 1998. p. 582-4.

23. Luce JM, Pierson DJ, Tyler ML. Tratamento respiratório intensivo. 2. ed. Tradução: Vilma Ribeiro de Souza Varga. Rio de Janeiro: Editora Revinter, 1995.

24. Marino PL. The Organic acidosis. In: Marino PL. The ICU Book. 2. ed. Philadelphia: Lippincott Williams & Wilkins, 1998. p. 592-600.

25. Mordes JP, Rossini AA. Lactic acidosis. In: Irwin RS, Cerra FB, Rippe JM. Irwin & Rippe's intensive care medicine. 4. ed. Philadelphia: Lippincott Williams & Wilkins, 1999. p. 1289-96.

26. Rabbat A, Laaban JP, Boussairi A, Rochemaure J. Hyperlactatemia during acute severe asthma. Intensive Care Med. 1998; 24(4):304-12.

27. Romansky SA, McMahon MM. Metabolic acidosis and thiamine deficiency. Mayo Clin Proc. 1999; 74:259-63.

28. Terzi RGG. Equilíbrio ácido-básico e transporte de oxigênio. Barueri – SP: Editora Manole, 1992.

Faça suas anotações aqui

## Marcadores laboratoriais da sepse

A sepse é uma resposta do organismo a um processo infeccioso, desencadeado por diversos tipos de microrganismos, resultantes de um quadro clínico denominado de síndrome da resposta inflamatória sistêmica (SRIS). Comumente, os pacientes sépticos tendem a evoluir para condições clínicas mais graves denominadas de sepse grave e choque séptico. De acordo com o Consenso de definições para sepse e disfunções orgânicas, a sepse grave é definida como uma associação do quadro séptico com disfunções orgânicas, hipoperfusão ou hipotensão, enquanto que o choque séptico caracteriza-se por uma sepse induzida que, a despeito de uma reposição volêmica, apresenta hipotensão e distúrbios de perfusão.

Atualmente, a sepse é uma das principais causas de mortalidade nas UTI em todo o mundo. Embora possa ser produzido por toxinas de qualquer bactéria e até mesmo de vírus ou fungos, é principalmente provocado pelo lipopolissacarídeo (LPS) derivado da desintegração da membrana celular de bactérias gram-negativas.

O processo inicia-se com a infecção, fenômeno microbiano caracterizado por uma resposta inflamatória à presença de microrganismos (bactérias, vírus, fungos e outros agentes) ou à invasão de um tecido estéril de um hospedeiro pelos mesmos. O insulto infeccioso produz uma SRIS (Síndrome da Resposta Inflamatória Sistêmica), semelhante aos não-infecciosos. Quando a SRIS é resultado de uma infecção comprovada, o termo sepse está indicado.

O denominador comum na sepse e choque séptico é uma inflamação sistêmica que envolve principalmente a microcirculação, provocada pela ativação do endotélio, que passa de um estado normal anticoagulante para um estado pró coagulante, com aumento na adesividade dos leucócitos e plaquetas. A sepse apresenta alterações metabólicas decorrentes de produtos liberados pelas bactérias ou de substâncias sintetizadas pelo organismo para combater o agente agressor. As alterações na microcirculação são centrais na instalação do cenário das alterações metabólicas nestes pacientes.

Na vigência do choque séptico muitos mediadores humorais são liberados na reação inflamatória, tais como citocinas, enzimas, metabólitos teciduais, etc. Essas substâncias podem ser utilizadas como marcadores de choque séptico, que favorecem um diagnóstico precoce, e é o que veremos à seguir:

- Hemograma Completo
- Creatinina

- Bilirrubina
- Troponina I
- Ácido Lático "*Lactato Arterial*"

## Fator de Necrose Tumoral Alfa (TNF-alfa)

Refere-se a um grupo de citocinas capaz de provocar a morte de células (apoptose) tumorais e que possuem uma vasta gama de ações próinflamatórias. O TNF-alfa é secretado principalmente por macrófagos. Seu mau funcionamento pode causar inflamações dolorosas em doenças autoimunes, choque séptico e permitir o aparecimento de tumores. É produzido principalmente pelos macrófagos, além de inibir e matar células tumorais, pode estimular a resposta inflamatória e outras citocinas que causam febre e combatem infecções. O gene do TNF-alfa está localizado no cromossomo 6p21.3, tem comprimento de aproximadamente 3 kb e contém quatro éxons que produzem proteína transmembrana tipo II com 212 aminoácidos e disposta em homotrímeros estáveis.

O TNF-alfa, quando liberado em baixas concentrações, age nas células endoteliais promovendo vasodilatação e estimulando as quimiocinas, que tem ação quimiotáxica em relação aos leucócitos, promovendo, desta forma, um processo inflamatório local que possibilita o combate a quadros infecciosos. No hipotálamo ele age como pirógeno endógeno induzindo febre, enquanto que no fígado vai estimular a produção das proteínas da fase aguda do processo inflamatório e de fibrinogênio.

Estes fatores devem-se, principalmente, à produção em excessivas quantidades de TNF-alfa e, consequentemente, maior liberação, em excesso, de toda a cascata inflamatória, processo este que acarreta todo um ciclo em cascata extremamente citotóxico.

**Valor de referência**

- Inferior à 8,0 pg/mL.

Faça suas anotações aqui

**Valores aumentados**

- Leucocitose, maior necessidade de drogas vasoativas, alterações da coagulação, efeitos negativos relacionados à menor contratilidade do miocárdio, pós IAM, ICC, redução da perfusão tissular, relaxamento da musculatura vascular, resistência insulínica, anormalidades no metabolismo dos hormônios esteróides, hormônio do crescimento, disfunção do ventrículo esquerdo e intolerância ao exercício, diabetes mellitus tipo1, asma brônquica, colesteatoma, artropatias, artrites. A produção excessiva de TNF-α tem sido associada com efeitos citotóxicos, tal como a caquexia.

## Interleucina-1 (IL-1)

É uma interleucina pró-inflamatória prototípica, apresentando-se de duas formas: IL-1 alfa e IL-1 beta com atividades biológicas quase indistinguíveis. Possuem um antagonista natural: IL-1Ra (receptor antagonista da IL-1). É produzida intensamente por macrófagos, monócitos, fibroblastos e células dendríticas, mas também é expresso pelos linfócitos B, células NK e células epiteliais. A síntese de IL-1 pode ser induzida por TNF-alfa, IFN(interferon)-alfa, beta e gama, LPS(lipopolissacarídeo), vírus e antígenos. Origina uma alça de inibição da sua própria produção, pois elas participam indiretamente da liberação de hormônios corticoesteróides que inibem e regulam a sua liberação, exercendo a função de pirógeno endógeno.

As atividades biológicas primordiais da IL-1 incluem a estimulação de células CD4+ a que se-cretem IL-2 e produzam receptores para a IL-2; proliferação e ativação de linfócitos B, neutrófilos, monócitos/macrófagos, aumentando as ativi-dades quimiotáticas e fagocitárias.

A IL-1 afeta praticamente todas as células, muitas vezes em conjunto com uma outra citocina pró-inflamatória ou com fator de necrose tumoral (TNF). Em resposta a alarminas (citocinas associados a dano celular) as células apresentadoras de antígenos aumentam a produção de IL-1 resultando em maior produção defensinas (peptídeos catiônicos que criam poros na membrana bacteriana) pelo epitélio e causando resposta inflamatória.

Sendo assim é um dos mais importantes marcadores de indução da resposta inflamatória, associada à infecção aguda.

**Valor de referência**

- Inferior à 5 pg/mL.

**Valores aumentados**

- Choque séptico, artrite reumatóide. proteólise muscular, febre, hipermetabolismo, choque anafilático, tumores malignos, infecções virais e bacterianas mal de Alzheimer e insuficiência cardíaca congestiva, doenças autoimunes.

## Interleucina-6(IL-6)

É uma interleucina que atua como uma citocina pró-inflamatória e uma miocina anti-inflamatória. Nos seres humanos, é codificada pelo gene de *IL6*. A IL-6 é secretada por células T e macrófagos para estimular a resposta imune, por exemplo, durante a infecção e depois do trauma, ou outros danos nos tecidos que conduz à inflamação. IL-6 tem também um papel na luta contra a infecção, é produzida pelos macrófagos ativos e por linfócitos T, tem um enorme papel na indução da febre (ao nível do hipotálamo) e na resposta inflamatória aguda e na liberação de proteínas de fase aguda pelo fígado. Assim, atuam em receptores específicos da membrana das células estimulando a produção de citocinas. Por fim estimulam o crescimento dos linfócitos B.

**Valor de referência**

- Inferior à 5,9 pg/mL

**Valores aumentados**

- Sepse, Queimaduras, doenças auto imunes, linfomas, HIV, pacientes com infecções ou rejeição de transplante.

Faça suas anotações aqui

## Óxido Nítrico(NO)

É o principal produto liberado pelo endotélio, radical livre gasoso, tem vida média de 6 a 20s, e cuja meia-vida biológica pode ser de meses na ausência do oxigênio e extremamente curta na presença de altas concentrações de oxigênio, é produzido a partir do aminoácido L-arginina via reação catalítica de desaminação, sendo a enzima óxido nítrico sintase endotelial (eNOS), localizada no cromossomo 7 (7q35-36), responsável pela síntese do NO na circulação sanguínea, com capacidade vasoprotetora e vasodilatadora. Além da eNOS, outras duas isoformas da enzima são responsáveis pela síntese de NO, a forma neuronal (nNOS) e a induzível (iNOS), estimulada por citocinas inflamatórias, produtos microbianos e perturbação mecânica. Considerando a síntese do NO no endotélio, defeitos na função endotelial e produção de NO são associados à diversas alterações orgânicas. Por ser considerado um vasodilatador endógeno, tem sido sugerido que a superprodução da forma induzível (iNOS) contribui para a vasodilatação e hipotensão observadas nos pacientes com choque séptico.

**Valor de referência**

- 13 A 97μmol/L.

**Valores aumentados**

- Choque séptico, aterosclerose, hipertensão, diabetes, obesidade, sedentarismo, tabagismo, idade avançada, baixa biodisponibilidade de L-arginina e a presença de agentes infecciosos, vasoespasmo, trombose intravascular, ruptura de placa aterosclerótica, estenose vascular, doenças cardiovasculares, disfunção de múltiplos órgãos (DMO).

**Valores diminuídos**

- Hiperoxia refretária.

Faça suas anotações aqui

## Procalcitonina

A procalcitonina (PCT), peptídeo precursor da calcitonina, hormônio envolvido na homeostase do cálcio, apresenta níveis séricos extremamente reduzidos em indivíduos normais. Em condições habituais, permanece apenas no interior das células C da tiróide. não sendo detectada na circulação, mas, em condições clínicas específicas pode ter significativa produção extratiroidiana, especialmente em macrófagos, e ser encontrada no sangue periférico, em resposta à estímulo infeccioso bacteriano o nível sérico da procalcitonina se eleva de forma substancial e o seu papel na resposta inflamatória inclui funções quimiotáxicas, modulação da óxido nítricosintetase induzível e indução de citocinas, entre outras . Na prática, acredita-se que valores elevados sejam indicativos de processos infecciosos mais graves, razão pela qual a PCT serve para estratificar o risco da sepse. Porém tendo em vista a baixa especificidade dessa dosagem, a interpretação do resultado deve ser feita em conjunto com os demais dados clínicos, uma vez que a elevação dos níveis séricos nem sempre é indicativa de sepse.

### Valor de referência

- Inferior à 0,5ng/mL.

### Valores aumentados

- Sepse, politraumas, cirurgias de grande porte, queimaduras extensas, pneumonias, necrose séptica do pâncreas.

Tabela 4.2 | Biomarcador de prognóstico

| | |
|---|---|
| Inferior a 0,5ng/mL | Baixo risco de progressão para sepse. Caso seja clinicamente indicado, considerar nova dosagem depois de 6 a 24h |
| De 0,5 a <2,0ng/mL | Risco moderado de progressão para sepse. Recomenda-se repetição do exame depois de 6 a 24h |
| >2,0ng/mL | Alto risco de progressão para septicemia |

Fonte: Desenvolvida pela autoria.

Faça suas anotações aqui

## Proteína C-reativa (PC-R)

Proteína sintetizada pelo fígado, com meia-vida de cerca de 5 a 7h, que induz diversos processos do sistema imunológico, tais como a ativação do complemento e fagocitose. É uma das proteínas de fase aguda, considerada um marcador sensível na monitoração de inflamação aguda e na destruição de tecidos.

Sua dosagem não é influenciada por fatores como anemia e alterações dos níveis de proteínas plasmáticas, como ocorre com o VHS. Seus níveis elevam-se rapidamente com a doença (cerca de 6h após o início de inflamação ou lesão celular) e decrescem tão logo ocorra resolução do processo inflamatório ou instituição de terapêutica anti-inflamatória. É utilizada com sucesso na monitoração de infecção em pós-operatório, controle de doenças inflamatórias e infecciosas com ou sem necrose de tecidos, apenas quando feita em dosagens seriadas. A desvantagem da dosagem da PC-R é que o fato de se tratar de uma proteína extremamente sensível, capaz de ser sensibilizada por quaisquer processos inflamatórios e infecciosos agudos, a torna extremamente inespecífica, tendo a avaliação clínica papel fundamental.

**Valores de referência**

- Qualitativa: negativa.
- Quantitativa: inferior a 0,8mg/dL.

**Interpretação**

- Valores aumentados (podem ser ocasionados por): febre reumática, espondilite ancilosante, infarto agudo do miocárdio, carcinomas, inflamações agudas, artrite reumatoide, necrose tecidual, infecções bacterianas, pós-cirúrgico.

Faça suas anotações aqui

## BNP/ Peptideo Natriurético Cerebral

O Peptideo Natriurético Cerebral (BNP) foi originalmente identificado (1988) em cérebro de porcos, vindo daí sua denominação. Também está presente no cérebro humano, porém sua maior concentração se dá nos ventrículos cardíacos (ele é secretado principalmente pelos ventrículos em resposta à précarga aumentada, com resultado da elevação da pressão ventricular). O BNP humano é sintetizado como um preprohormônio de 134 aa que é clivado em um prohormônio de 108 aminoácidos. Posteriormente, ocorre uma quebra por uma protease desconhecida que resulta em um fragmento inativo de 76 aa aminoterminal (não funcional) e um de 32 a carboxiterminal biologicamente ativo. O tamanho do BNP completamente processado varia de acordo com as espécies. Em seres humanos, porco e cachorro, possui 32 aminoácidos e, em rato, apresenta 45 aminoácidos.

Embora o BNP seja armazenado com ANP (peptídeo natriurético atrial) em grânulos atriais, ele não é armazenado em grânulos nos ventrículos. Ao invés disso, a produção de BNP ventricular possui sua transcrição regulada pela distensão da parede cardíaca no átrio, o que é o resultado da sobrecarga de volume, e sugere uma importante regulação parácrina da massa ventricular.

Em condições patológicas, como na hipertrofia ventricular, após infarto agudo do miocárdio e na insuficiência cardíaca congestiva, a síntese do BNP nos miócitos aumenta consideravelmente, levando a níveis no plasma que são similares ou mesmo superiores aos do ANP. Fisiologicamente, a função mais provável do BNP é neutralizar os estímulos para a hipertrofia e remodelamento do coração. Sendo um marcador mais sensível e específico de alterações cardíacas que outros peptídeos natriuréticos (como o peptídeo natriurético atrial – ANP). O BNP é secretado em resposta a estresse hemodinâmico, particularmente aumento da pressão intracardíaca e estiramento das fibras miocárdicas. Por isso, níveis altos de BNP no plasma podem servir como um importante marcador bioquímico para detectar hipertrofia ventricular e cardíaca em seres humanos.

A capacidade de se determinar a presença ou não de insuficiência cardíaca de maneira rápida e confiável possui influência tanto na decisão terapêutica imediata como em questões prognósticas de longo prazo, haja vista a maior mortalidade de pacientes portadores de disfunção ventricular, mesmo assintomáticos, em comparação à população geral.

### Valor de referência

- Inferior à 100pg/mL.

### Valores aumentados

- Insuficiência cardíaca induzida pela sepse, insuficiência cardíaca congestiva, hipertrofia ventricular pós-infarto agudo do miocárdio, causas não cardíacas: Embolia pulmonar, cardioversão elétrica, hipertensão pulmonar, síndrome coronária aguda, arritmias, cirurgia cardíaca, hemorragia cerebral, doença hepática avançada, sepse, tireotoxicose, insuficiência renal, doença pulmonar crônica, anemia e cetoacidose diabética.

| Na insuficiência cardíaca aguda descompensada os seguintes valores devem ser utilizados |
|---|
| ▸ BNP maior que 400pg/mL indica fortemente insuficiência cardíaca |
| ▸ BNP entre 100 e 400pg/mL não afasta insuficiência cardíaca |
| ▸ BNP menor que 100pg/mL sugere outra causa para a falta de ar que não seja a insuficiência cardíaca |

### Interações relacionadas a fisioterapia

- Não existem contra indicações absolutas da abordagem cinesioterapêuticas, quando os marcadores laboratoriais estiverem alterados, contudo o fisioterapeuta deverá estar atento para as alterações clínicas e hemodinâmicas do paciente e as suas limitações individuais devido as alterações metabólicas da sepse.
- Não existem contraindicações absolutas para a utilização da VNI na insuficiência respiratória aguda devido à sepse. As diretrizes brasileiras de ventilação mecânica de 2013, bem como guideline de VNI de 2017 da European Respiratory Society (ERS) e American Thoracic Society (ATS), não abordam especificamente este tema, contudo relata que a VNI tem sido um método prático, simples e barato para prevenir a deterioração da função respiratória em pacientes imunocomprometidos, entretanto, não foi associada com benefícios clínicos na mortalidade, infecções adquiridas na UTI, tempo de ventilação mecânica ou permanência na UTI. Desta forma, o recurso da VNI pode ser utilizado na insuficiência respiratória aguda devido à sepse, devendo ser respeitado às condições clínicas e hemodinâmicas do paciente e avaliando risco x beneficio, não devendo ser utilizada para protelar a intubação. Sendo contra indicada de forma absoluta em casos de insuficiência respiratória aguda devido à sepse grave e choque séptico.

## Referências BIBLIOGRÁFICAS


1. Bakker J, Gris P, Coffernils M et al. Serial blood lactate levels can predict the development of multiple organ failure following septic shock. Am J Surg. 1996; 171(2):221-6.
2. Bogossian L. Choque séptico: recentes aquisições de fisiopatologia e do tratamento. São Paulo: Atheneu, 1992.
3. Boné RC, Balck R, Cerra F. ACCP/SCCM Concensus Conference Comiteee. Concensus Conference: definitions for sepsis and organ failure and guidelines for the use of innovative therapies in sepsis. Chest. 1992; 101(6):1644-55.
4. Boné RC, Balk RA, Cerra FB et al. Definitions for sepsis and organ failure and guidelines for the use of innovative therapies in sepsis. Chest Journal. 1992; 101(6):1644-55.
5. Carvalho WB, Kopelman BI, Branchini OG. Choque séptico em pediatria. Rio de Janeiro: Médica e Científica, 1999.
6. Bressler J, Pankow JS, Coresh J et al. Interaction between the NOS3 Gene and Obesity as a Determinant of Risk of Type 2 Diabetes: The Atheros clerosis Risk in Communities Study. PLoS One. 2013; 8(11):e79466.
7. Clerico A, Iervasi G, Del Chicca MG et al. Circulating levels of cardiac natriuretic peptides (ANP and BNP) measured by highly sensitive and specific immunoradiometric assays in normal subjects and in patients with different degrees of heart failure. J Endocrinol Invest. 1998; 21(3):170-9.
8. Contassot E, Beer HD, French LE. "Interleukin-1, inflammasomes, autoinflammation and the skin". Swiss Med Wkly. 2012; 142:w13590
9. Damas P, Canivet JL, de Groote D. et al. Sepsis and serum cytokine concentrations. Crit Care Med. 1997; 25(3):405-12.
10. Day NP, Phu NH, Bethell DP et al. The effects of dopamine and adrenaline infusions on acid-base balance and systemic haemodynamics in severe infection. Lancet. 1996; 348(9022):219-23.
11. Dinarello CA. "Interleukin-1 in the pathogenesis and treatment of inflammatory diseases". Blood. 2011; 117(14):3720-32.
12. Elefteriades JA. Mini-CABG: A step forward or backward: The Pro point of view. J Cardiothorac Vasc Anesth. 1997; 11(5):661-8.
13. Ferreiro CR, Chagas ACP, Luz PL. Sintases do Óxido Nítrico e Regulação Circulatória nas Cardiopatias Congênitas. In: Luz PL, Laurindo FRM, Chagas ACP. Endotélio & Doenças Cardiovasculares. São Paulo: Editora Atheneu, 2003. p. 329-36.
14. James JH, Luchette FA, McCarter FD et al. Lactate is an unreliable indicator of tissue hypoxia in injury or sepsis. Lancet. 1999; 354(9177):505-8.
15. Kalra PR, Anker SD, Struthers AD et al. The role of C-type natriuretic peptide in cardiovascular medicine. Eur Heart J. 2001; 22(12):997-1007.
16. Krieger JE, Pereira AC, Krieger EM. Endotélio e Genética. In: Luz PL, Laurindo FRM, Chagas ACP. Endotélio & Doenças Cardiovasculares. São Paulo: Atheneu, 2003. p. 173-80.

17. Lemiale V, Mokart D, Resche-Rigon M et al. Effect of noninvasive ventilation vs oxygen therapy on mortality among immunocompromised patients with acute respiratory failure: a randomized clinical trial. JAMA. 2015; 314(16):1711-9.

18. Lima JBA. Skare TL, Malafaia O et al. Síndrome de disfunção de múltiplos órgãos induzida por sepse: estudo experimental em ratos. ABCD Arq Bras Cir Dig. 2011; 24(2):95-102.

19. Maack T. The broad homeostatic role of natriuretic peptides. Arq Bras Endocrinol Metab. 2006; 50(2):198-207.

20. Mccuskey RS, Urbaschek R, Urbaschek B. The microcirculation during endotoxemia. Cardiovasc Res. 1996; 32(4):752-63.

21. Nascimento CA, Patriarca G, Heimann JC. Estrutura Orgânica do Endotélio Vascular. In: Luz PL, Laurindo FRM, Chagas ACP. Endotélio & Doenças Cardiovasculares. São Paulo: Atheneu, 2003. p. 1-16.

22. Pereira Júnior GA et al. Fisiopatologia da Sepse e suas implicações terapêuticas. Revista Medicina, Ribeirão Preto, SP. 1998; 31(3):349-62.

23. Petrella E, Pignatti L, Neri I et al. The L-arginine/nitric oxide pathway is impaired in overweight/obese pregnant women. Pregnancy Hypertension. 2014; 4(2):150-5.

24. Ramirez P, Garcia MA, Ferrer M et al. Sequential measurements of procalcitonin levels in diagnosis of ventilator-associated pneumonia. Eur Respir J. 2008; 31(2):356-62.

25. Rau BM, Kemppainen EA, Gumbs AA et al. Early assessment of pancreatic infections and overall prognosis in severe acute pancreatitis by procalcitonin (PCT): a prospective international multicenter study. Ann Surg. 2007; 245(5):745-54.

26. Savaris N. Resposta imunoinflamatória à circulação extracorpórea: estado atual. Rev Bras Anestesiol. 1998; 48:126-36.

27. Sexton PM, Christopoulos G, Christopoulos A et al. Procalcitonin has bioactivity at calcitonin receptor family complexes: potential mediator implications in sepsis. Crit Care Med. 2008; 36(5):1637-40.

28. Sudoh T, Kangawa K, Minamino N et al. A new natriuretic peptide in porcine brain. Nature. 1988; 332(6159):78-81.

29. Tang BM, Eslick GD, Craig JC et al. Accuracy of procalcitonin for sepsis diagnosis in critically ill patients: systematic review and meta-analysis. Lancet Infect Dis. 2007; 7(3):210-7.

30. Van Der Poll T, Keogh CV, Guirao X et al. Interleukin-6 gene-deficient mice show impaired defense against pneumococcal pneumonia. J Infect Dis. 1997; 176(2):439-44.

31. Vincent JL, Bakker J, Gris P. et al. Serial Blood Lactate Levels can Predict the Development of Multiple Organ Failure Following Septic Shock. From the Department of Intensive Care, Erasme University Hospital, Free University of Brussels, Brussels, Belgium. 1996; 171(2):221-6.

32. Xirouchaki MD, Tzanakis N, Bouros D et al. Diagnostic value of interleukin-1a, interleukin-6 and tumor necrosis factor in pleural effusions. Chest. 2002; 121(3):815-20.

33. Zhang X, Lynch AI, Davis BR et al. Pharmacogenetic Association of NOS3 Variants with Cardiovascular Disease in Patients with Hypertension: The GenHAT Study. PLoS One. 2012; 7(3):e34217.

Capítulo 5

# Avaliação da Musculatura Respiratória de Doentes Gravemente Enfermos

André Luiz Lisboa Cordeiro
Sandro Suarez

## Resumo

Neste capítulo abordaremos sobre as principais formas de avaliar os músculos respiratórios dos pacientes gravemente doente. Partiremos do entendimento relacionado aos principais músculos respiratório, passando pela avaliação estática e dinâmica, e chegando na ultrassonografia que aparece como um recurso promissor dentro do ambiente hospitalar.

## Introdução

Quando pensamos em realização de exercício ou manutenção da adequada homeostase corporal, lembramos das engrenagens de Wasserman et al.[1] que envolve bomba cardíaca, pulmões e sistema respiratório. Alterações da função muscular respiratória pode comprometer essa engrenagem e piora o desempenho, principalmente em pacientes gravemente doentes.

Por esse motivo, neste capítulo iremos abordar as formas de avaliação da musculatura respiratória de pacientes gravemente doentes, ilustrando as formas clássicas de avaliação e as novas ferramentas para esse fim.

## Músculos ventilatórios

Os músculos respiratórios são compostos por fibras estriadas que podem apresentar diferentes propriedades de acordo com a sua função[2]. Os músculos podem ser divididos em três tipos:

Quadro 5.1 | Divisão dos músculos

| Primários | Secundários | Terciários |
|---|---|---|
| Diafragma | Esternocleidomastoideo | Peitoral maior |
| Intercostal interno | Serrátil posterior | Peitoral menor |
| Intercostal externo | Escalenos | Trapézio |
| | | Grande dorsal |

Fonte: Williams (1995)[3].

O diafragma é composto por 55% das fibras do tipo I, que são resistentes à fadiga, e 45% de fibras do tipo II (que são mais fadigáveis)[3]. Os músculos intercostais externos possuem 60% de fibras do tipo I[3]. Essa composição do diagrama é devido ao tipo de ação desse musculo, que permanece em contração durante 24 horas, entretanto a presença de fibras de força (II) é necessária para aumento rápido da atividade muscular durante o exercício ou elevação da impedância do sistema respiratório.

No quadro abaixo temos destacados os principais músculos inspiratórios e expiratórios.

Quadro 5.2 | Principais músculos inspiratórios e expiratórios

| Músculos Inspiratórios | Músculos Expiratórios |
|---|---|
| Diafragma | Reto abdominal |
| Intercostais externos | Obliquo interno |
| Escalenos | Oblíquo externo |
| Esternocleidomastoideo | Transverso do abdomen |

Fonte: Williams (1995)[3].

Faça suas anotações aqui

## Avaliação da resistência muscular ventilatória

Dentre os testes usados para avaliação da resistência muscular destaca-se a Ventilação Voluntária Máxima (VVM). Esse teste quantifica o maior volume de ar que o indivíduo pode mobilizar em um minuto com esforço voluntário máximo[4]. A manobra do VVM é geralmente feita por um período de 10 a 15 segundos e o volume neste período de tempo é então extrapolado para o valor de 1 minuto[4]. As unidades usadas são L/min. Essa extrapolação é necessária pois a maioria dos pacientes não conseguem manter uma ventilação máxima por período tão extenso de tempo. A *American Thoracic Society* (ATS) orienta que seja realizado o esforço durante 12 segundos[5].

Ela pode ser medida através de espirometro ou ventilometro. O indivíduo deve ser estimulado a respirar tão rapidamente e profundamente quanto possível durante o teste. O sucesso na medida de um valor representativo da VVM depende grandemente do esforço, portanto o estímulo realizado pelo avaliador é fundamental. É estimada a partir do Volume Expiratório Final no 1 segundo através da equação proposta por Neder et al.[6] Valores abaixo de 80% do predito são consideradas anormais.

$$VVM = 37{,}5 \times VEF1 + 15{,}8$$

## Avaliação estática da força muscular ventilatória

A avaliação da força muscular ventilatória é fundamental em pacientes gravemente doentes. Diversas condições podem levar a fraqueza dessa musculatura, gerando desfechos indesejados como aumento do tempo de ventilação mecânica, do desmame e da estadia na UTI[7,8]. Podemos dividir em avaliação da força muscular inspiratória e força muscular expiratória, sendo expresso em pressão inspiratória máxima (PiMax) e pressão expiratória máxima (PeMax).

Fatores como o volume pulmonar, motivação, nível de compreensão, realização prévia e repetições podem influenciar o valor final dessas medidas[9-11]. Portanto, trata-se de uma medida volutiva, podendo ser realizada por meio de manovacuômetros analógicos ou digitais (Figuras 5.1, 5.2 e 5.3).

Faça suas anotações aqui

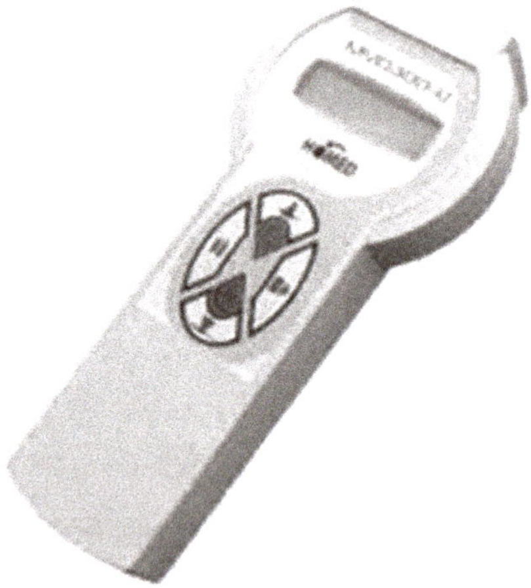

Figura 5.1 | Manovacuômetro Digital MVD300-U – Homed.

Fonte: Acervo da autoria.

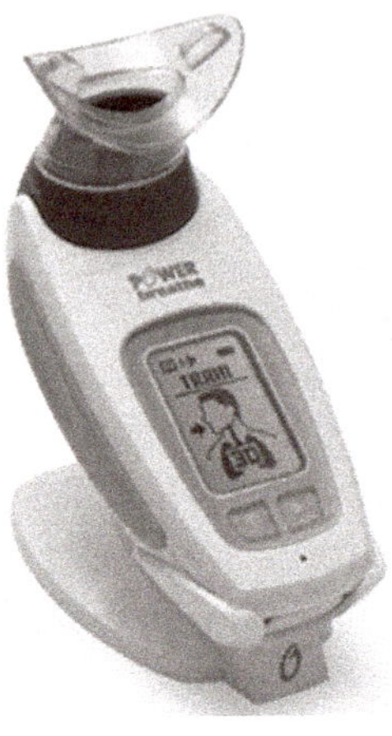

Figura 5.2 | Manovacuômetro Digital: KH1 (HaB International Londres, Reino Unido).

Fonte: Acervo da autoria.

Faça suas anotações aqui

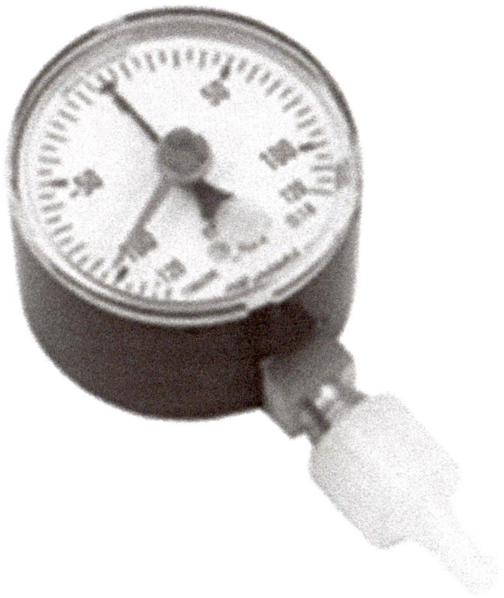

Figura 5.3 | Manovacuômetro Analógico M120 - Murenas.

Fonte: Acervo da autoria.

De acordo com a *American Thoracic Society/European Respiratory Society* (ATS/ERS) a avaliação PiMáx deve ser realizada solicitando uma expiração máxima até o volume residual e em seguida, uma inspiração máxima e lenta até a capacidade pulmonar total, sendo possibilitada uma vazão através de um orifício de um milímetro visando exclusão da ação do bucinador, e repetida por três vezes sendo utilizado o maior valor alcançado desde que esse valor não fosse o último[5].

Já a PeMax deve ser avaliada orientando o paciente a realizar uma inspiração máxima até que ele alcance sua Capacidade Pulmonar Total (CPT), a máscara foi colocada e após isso solicitada uma expiração máxima até que se alcançasse a capacidade residual. O teste também deve repetido três vezes e considerado o resultado de maior valor, não podendo ser o último. Pode ser utilizado um bucal ou uma máscara e intervalo de um minuto deve ser considerado entre as repetições[5] (Figura 5.4).

Os testes podem ser feitos usando a válvula unidirecional ou o método de oclusão manual. No primeiro, a avaliação da PiMax é feita pela oclusão da via aérea por uma membrana, permitindo a expiração e limitando a inspiração que está sendo avaliada. No método de oclusão, existe um orifício no sistema que será ocluído antes do início do esforço do paciente, sendo possível avaliar a PiMax e a PeMax.

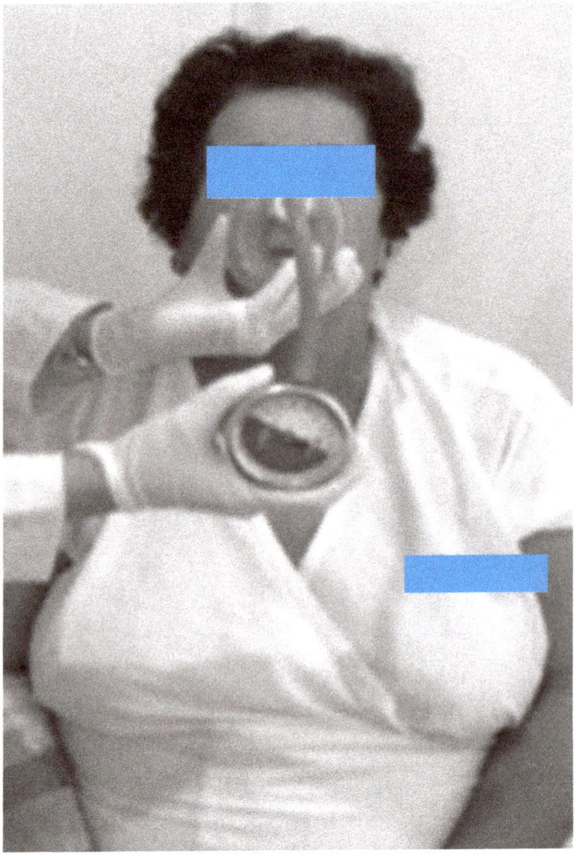

Figura 5.4 | Avaliação da PiMax utilizando o método de oclusão manual de uma paciente do gênero feminino.

Fonte: Acervo da autoria.

Outra opção, quando o paciente não apresenta nível de consciência adequado, é a avaliação por meio da oclusão da via aérea durante 40 segundos (Figura 5). Com o paciente intubado ou traqueostomizados o manovacuômetro é conectado a prótese artificial e o paciente permanece realizando esforço durante 40 segundos, sendo o maior valor aferido durante esse tempo[12].

Faça suas anotações aqui

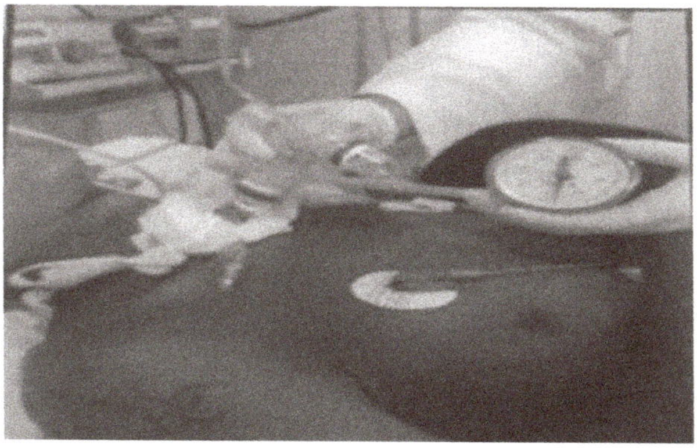

Figura 5.5 | Avaliação da PiMax de um paciente usando uma via aérea artificial.

Fonte: Acervo da autoria.

Existe a necessidade de comparar o valor encontrado com o predito e, para isso, são usadas equações como expressas abaixo (Quadro 3 e 4).

Quadro 5.3 | Equações para cálculo do valor previsto de PiMax

| | Homens | Mulheres |
|---|---|---|
| Neder et al.[6] | 155,3 – 0,80 x (idade) | 110,4 – 0,49 x (idade) |
| Costa et al.[13] | 232,37 – 1,24 x (idade) | 74,25 – 0,46 x (idade) |
| Pessoa et al.[14] | 63,27 – 0,55 x (idade) + 17,96 + 0,58 x (peso) | 63,27 – 0,55 x (idade) + 0,58 x (peso) |
| Simões et al.[15] | 125 – 0,76 x (idade) | 80,7 – 0,85 x (idade) – 0,3 x (peso) |

Fonte: Desenvolvido pela autoria.

Quadro 5.4 | Equações para cálculo do valor previsto de PeMax

| | Homens | Mulheres |
|---|---|---|
| Neder et al.[6] | 165,3 – 0,81 x (idade) | 115,6 – 0,61 x (idade) |
| Costa et al.[13] | 183,31 – 1,26 x (idade) | 119,35 – 0,68 x (idade) |
| Pessoa et al.[14] | - 61,41 + 2,29 x (idade) – 0,03 x (idade 2) + 33,72 + 1,40 x (circunferência da cintura) | - 61,41 + 2,29 x (idade) – 0,03 x (idade 2) + 1,40 x (circunferência da cintura) |
| Simões et al.[15] | 87,69 – 0,83 x (idade) | 125,1 – 0,89 x (idade) – 0,18 x (peso) |

Fonte: Desenvolvido pela autoria.

Faça suas anotações aqui

Em pacientes que apresentam a PiMax < 70% do valor previsto existe o diagnostico de fraqueza muscular, valor absolutos > -76 cmH2O estão associados a mortalidade (Figura 5.6)[16]. Pacientes com fraqueza possuem indicação de treinamento muscular inspiratório.

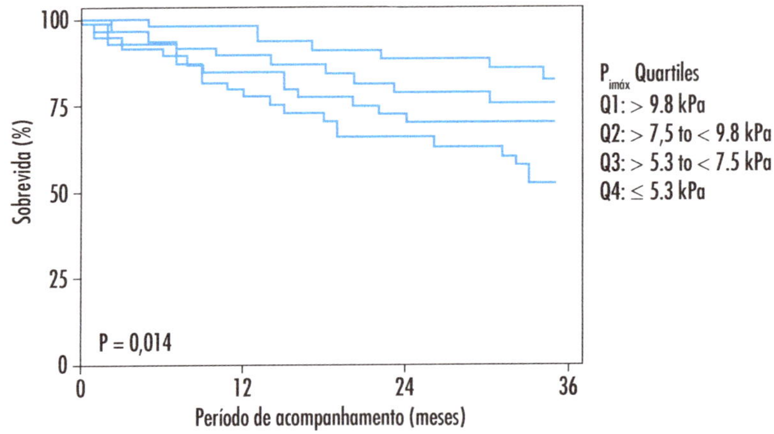


Figura 5.6 | Força muscular inspiratória e prognóstico de pacientes com insuficiência cardíaca.

Fonte: Meyer et al.

## Avaliação dinâmica da força muscular ventilatória

A avaliação da pressão inspiratória é uma medida isométrica, gerando contra uma válvula ocluída como visto no tópico anterior. Essa limitação tende a ser corrigida através da avaliação dinâmica sendo a manobra inspiratória realizada através de uma válvula com passagem livre de ar.

A força muscular é calculada através da variação do fluxo inspiratório em cada incursão ventilatória. Essas medidas são realizadas através do manovacuômetro POWERBreathe K Séries (Figura 5.7).

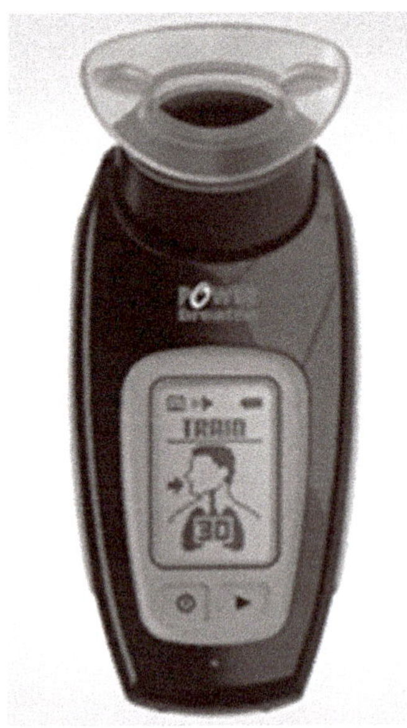


Figura 5.7 | Manovacuometro POWERBreathe K5

Fonte: Power Breathe (2016)

Nesta medida o pico é chamado de S-index, o qual não é equivalente a PiMax. O paciente deve estar sentado com clipe nasal e a boca bem acoplada ao bucal, será orientado a expirar até o volume residual e, em seguida, realizar uma inspiração máxima, sendo realizadas 10 manobras, sem intervalos entre elas, e o maior valor das tentativas é considerado para análise desde que a curva tenha sido reprodutível e aceitável (Figura 5.8)[19]. As medições serão consideradas aceitáveis, caso elas fossem mantidas, sem um vazamento de ar, por pelo menos 2 a 3 segundos e se duas leituras fossem feitas com um máximo de diferença de 20%. Assim como na avaliação estática, os pacientes também receberam incentivo verbal e *feedback* visual[19].

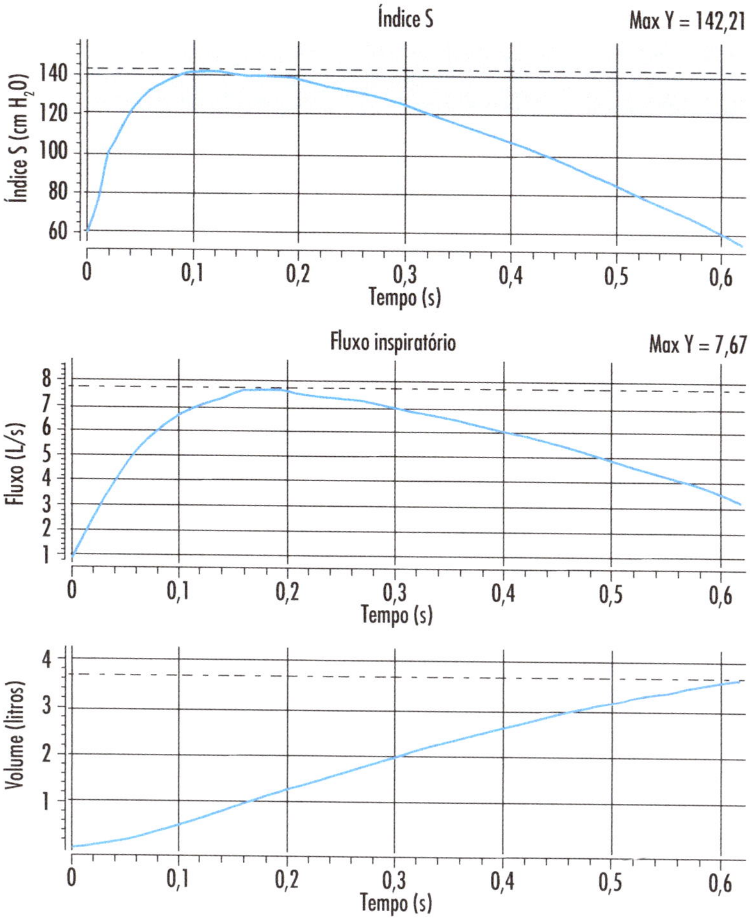


Figura 5.8 | Avaliação do pico de fluxo inspiratório, S-index e volume.

Fonte: Silva et al.

Faça suas anotações aqui

## Estimulação magnética do nervo frênico

Um método alternativo, pouco realizado na prática da terapia intensiva, é a avaliação da pressão transdiafragmática (Pdi) pela estimulação do nervo frênico[5]. A vantagem dessa avaliação é ser um método não volitivo. A estimulação magnética é aplicada na coluna cervical provocando uma contração diafragmática bilateral. Esse eletrodo é colocado sobre o processo espinhoso da sétima vertebra cervical e o estímulo provoca a contração máxima ou submáxima do diafragma (Figura 5.9)[5].

As desvantagens consistem em ser caro e a necessidade da introdução de um cateter esofágico e gástrico para medir a Pdi.

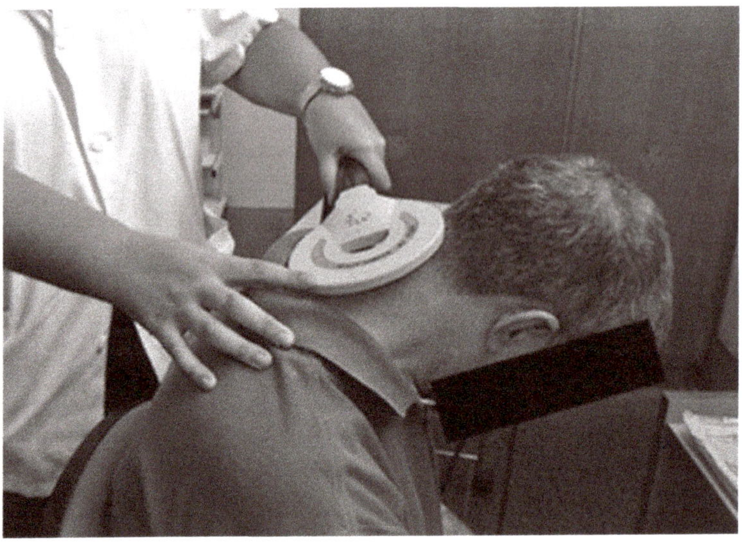

Figura 5.9 | Estimulação elétrica do nervo frênico em um paciente do gênero masculino.

Fonte: Martinez-Llorens et al.

Faça suas anotações aqui

## Ultrassonografia

Recentemente, o uso da ultrassonografia (US) para avaliação muscular na UTI tornou-se um recurso extremamente utilizado por fisioterapeutas visando acompanhar a evolução do paciente e, também, para predizer o risco de falha do desmame ventilatório. Os dois aspectos mais avaliados são a excursão e a espessura do diafragma.

A excursão do diafragma deve ser feita usando uma sonda curvilínea de baixa frequência, sendo calculada após o registro dos deslocamentos máximos de cinco ciclos respiratórios. A excursão inspiratória é calculada pela amplitude entre o início da curva de inspiração e o ápice da inclinação (Figura 5.10). O valor normal durante a inspiração tranquila é de 1,8 ± 0,3 centímetros nos homens e 1,6 ± 0,3 centímetros. Na inspiração profunda pode alcançar 7.0 ± 0,6 centímetros em homens e 5,7 ± 1,0 centímetros em mulheres[22].

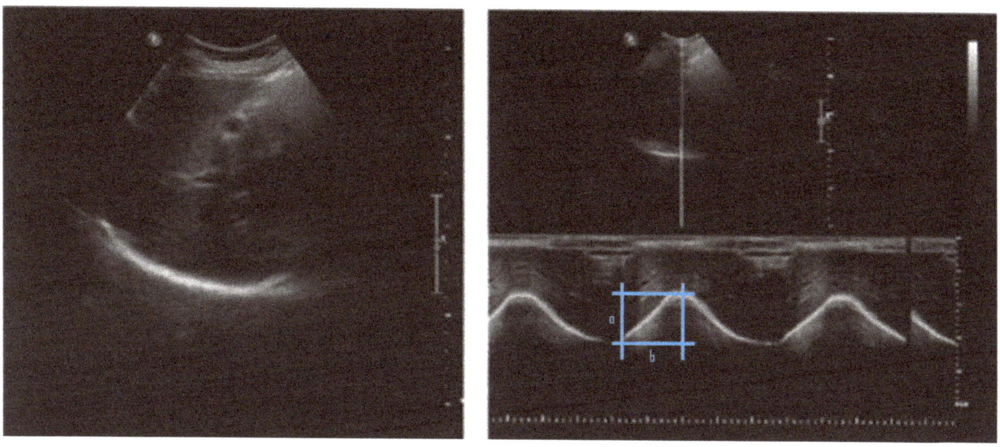


Figura 5.10 Imagens da ultrassonografia demonstrando o fígado, diafragma e as curvas ins e expiratórias normais de um paciente adulto.

Fonte: Dias et al.[?] (PROFISIO)

Para avaliação da espessura do diafragma a sonda deve ser posicionada no espaço intercostal sobre a decima costela na linha anteroaxilar do lado dominante do paciente. A espessura normal é de 0,22 a 0,28 cm[24]. A redução desses valores pode representar atrofia muscular diafragmática.

## Caso clínico

Paciente, sexo masculino, 76 anos, internado na UTI devido a descompensação da insuficiência cardíaca. Durante a estadia na UTI foi realizada ventilação não invasiva, devido a quadro de insuficiência respiratória, sem sucesso e posterior intubação. Após uma semana em ventilação mecânica, alternando modos assisto-controlados com espontâneos, foi realizada tentativa de desmame cursando com falha em duas repetições. Durante a passagem do diarista levantou-se a possibilidade de a falha estar relacionada com fraqueza muscular respiratória. Como podemos avaliar essa musculatura e qual valor prediz sucesso do desmame?

Resposta: Deve ser avaliada a PiMax, para quantificar a força dos músculos inspiratórios e relacionar com a falha. O valor que prediz sucesso é > -30 cmH2O.

## Conclusões

A avaliação da musculatura respiratória do paciente gravemente doente em UTI é de fundamental importância e dará informações sobre a necessidade de intervenções específicas. Essas avaliações são simples, viáveis e reprodutíveis devendo o fisioterapeuta ter domínio de cada uma delas.

Faça suas anotações aqui

## REFERÊNCIAS BIBLIOGRÁFICAS


1. Wasserman K, Hansen JE, Sue D, Whipp BJ, Casaburi R. Principles of exercise testing and interpretation. Lippincott Williams ans Wilkins. 4a Ed. 2004.
2. Polla B, D'Antona G, Bottinelli R, Reggiani C. Respiratory muscle fibres: specialisation and plasticity. Thorax. 2004 Sep;59(9):808-17.
3. Willians P, Warwick R, Dyson, M, Bannister LH. Gray anatomia. 37th ed. Rio de Janeiro: Guanabara Koogan; 1995.
4. Pereira C. Espirometria. J Bras Pneumol. 2002;28(Supl 3):S1-82.
5. American Thoracic Society, European Respiratory Society. ATS/ERS Statement on respiratory muscle testing. Am J Respir Crit Care Med. 2002 aug;166(4):518-624.
6. Neder JA, Andreoni S, Lerario MC, Nery LE. Reference values for lung function tests. II. Maximal respiratory pressures and voluntary ventilation. Braz J Med Biol Res. 1999 Jun;32(6):719-27.
7. Vanhorebeek I, Latronico N, Van den Berghe G. ICU-acquired weakness. Intensive Care Med. 2020 Apr;46(4):637-653.
8. Kress JP, Hall JB. ICU-acquired weakness and recovery from critical illness. N Engl J Med. 2014 Apr 24;370(17):1626-35.
9. Rahn H, Otis AB. The pressure-volume diagram of the thorax and lung. Am J Physiol. 1946;146(2):161-78.
10. Hawkes EZ, Nowicky A V, McConnell AK. Diaphragm and intercostal surface EMG and muscle performance after acute inspiratory muscle loading. Respir Physiol Neurobiol. 2007 Mar;155(3):213-9.
11. Ross EZ, Nowicky A V, McConnell AK. Influence of acute inspiratory loading upon diaphragm motor-evoked potentials in healthy humans. J Appl Physiol . 2007 May;102(5):1883-90.
12. Pinheiro Filho GR, Reis HFC, Almeida ML, Andrade WS, Rocha RLS, Leite PA. Comparação e efeitos de dois diferentes tempos de oclusão da via aérea durante a mensuração da pressão inspiratória máxima em pacientes neurológicos na unidade de terapia intensiva de pacientes adultos. Rev Bras Ter Intensiva. 2010; 22(1):33-9.
13. Costa D, Gonçalves HA, Lima LP, Ike D, Cancelliero KM, Montebelo MIL. New reference values for maximal respiratory pressures in the Brazilian population. J Bras Pneumol. 2010 May-Jun;36(3):306-12.
14. Pessoa IMBS, Houri Neto M, Montemezzo D, Silva LAM, Andrade AD, Parreira VF. Predictive equations for respiratory muscle strength according to international and Brazilian guidelines. Braz J Phys Ther. 2014 Sep-Oct;18(5):410-8.
15. Simões RP, Deus APL, Auad MA, Dionísio J, Mazzonetto M, Borghi-Silva A. Maximal respiratory pressure in healthy 20 to 89 year-old sedentary individuals of central São Paulo State. Rev Bras Fisioter. 2010 Jan-Feb;14(1):60-7.

16. Hammond MD, Bauer KA, Sharp JT, Rocha RD. Respiratory muscle strength in congestive heart failure. Chest. 1990 Nov;98(5):1091-4.

17. Meyer FJ, Borst MM, Zugck C, Kirschke A, Schellberg D, Kübler W, et al. Respiratory muscle dysfunction in congestive heart failure: clinical correlation and prognostic significance. Circulation. 2001 May;103(17):2153-8.

18. Power Breathe. POWERbreathe K5 - PWBK5 - k-series K5 [internet]. Edmonton: Running Room; 2016 [acesso em 2021 jul 29]. Disponível em: http://ca.shop.runningroom.com/gear/powerbreathe-k5-pwbk5-k-series-k5.html.

19. Minahan C, Sheehan B, Doutreband R, Kirkwood T, Reeves D, Cross T. Repeated-sprint cycling does not induce respiratory muscle fatigue in active adults: measurements from the powerbreathe® inspiratory muscle trainer. J Sport Sci Med. 2015 Mar;14(1):233-8.

20. Silva PE, Chiappa GR, Vieira PJC, Roncada C. Avaliação da função muscular ventilatória. In: Associação Brasileira de Fisioterapia Cardiorrespiratória e Fisioterapia em Terapia Intensiva; Martins JA, Karsten M, Dal Corso S, organizadores. PROFISIO Programa de Atualização em Fisioterapia Cardiovascular e Respiratória: Ciclo 2. Porto Alegre: Artmed Panamericana; 2016. p. 9-46. (Sistema de Educação Continuada a Distância, v. 3).

21. Martínez-Llorens J, Coronell C, Ramírez-Sarmiento A, Orozco-Levi M, Espadaler JM, Bautista Gáldiz J, et al. Determination of maximal diaphragm strength in chronic obstructive pulmonary disease: cervical magnetic stimulation versus traditional sniff maneuver. Arch Bronconeumol. 2006 Oct;42(10):509-15.

22. DiNino E, Gartman EJ, Sethi JM, McCool FD. Diaphragm ultrasound as a predictor of successful extubation from mechanical ventilation. Thorax. 2014 May;69(5):423–7.

23. Dias AS, Sachetti A, Pacheco EC. Ultrassonografia aplicada ao sistema respiratório: músculos e parênquima pulmonar. In: Associação Brasileira de Fisioterapia Cardiorrespiratória e Fisioterapia em Terapia Intensiva; Martins JA, Reis LFF, Andrade FMD, organizadores. PROFISIO Programa de Atualização em Fisioterapia em Terapia Intensiva Adulto: Ciclo 10. Porto Alegre: Artmed Panamericana; 2019. p. 11–32. (Sistema de Educação Continuada a Distância, v. 2).

24. Boussuges A, Gole Y, Blanc P. Diaphragmatic motion studied by m-mode ultrasonography: methods, reproducibility, and normal values. Chest. 2009 Feb;135(2):391–400.

Faça suas anotações aqui

Capítulo 6

# Escores e Escalas Que Avaliam a Funcionalidade de Pacientes em Unidade de Terapia Intensiva

Monica Damasceno
Christiane Perme

## Resumo

A avaliação da função física é algo complexo e varia de questionários relacionados a própria percepção da performance quanto avaliações específicas e padronizadas das tarefas a serem executadas[1]. No âmbito da Unidade de Terapia Intensiva (UTI) essa avaliação da função torna-se ainda mais desafiadora, uma vez que, fatores extrínsecos que fazem parte dos cuidados intensivos como cateteres de acesso, medicações que controlam a estabilidade clínica do paciente podem ser consideradas barreiras ou até impedimentos para a execução de funções básicas. Pensando em todos esses desafios, foram desenvolvidos diferentes padrões de avaliação da funcionalidade para serem aplicadas em ambiente de UTI, os quais podem ser divididos em Escores e Escalas.

Faça suas anotações aqui

## Introdução

Os escores que avaliam a funcionalidade em UTI caracterizam-se por haver múltiplos domínios e assim tentar retratar com mais detalhes a capacidade funcional e outros fatores que podem influenciar a funcionalidade de pacientes gravemente doentes. Cada domínio possui vários itens a serem avaliados e pontuados. Ao final da aplicação da ferramenta de avaliação, soma-se cada uma da pontuação recebida em cada item e obtém-se a pontuação total.

As escalas que avaliam a funcionalidade na UTI caracterizam-se por serem uma classificação ou um marco da mobilidade, portanto o paciente receberá uma que refletirá o maior nível de mobilidade que pode ser executado no momento da aplicação do instrumento. Justamente pelas escalas receberem apenas uma pontuação, elas possuem uma pontuação total menor do que a pontuação total dos escores.

O uso dessas ferramentas utilizadas por fisioterapeutas para poder avaliar *o progresso ou deterioração* do estado de mobilidade e funcionalidade de pacientes na UTI é um elemento vital na prática clínica e pesquisa[2]. Em 2009, o Instituto Nacional de Saúde e de Excelência Clínica (*National Institute for Health and Clinical Excellence - NICE)* do Reino Unido, reconheceu que o importante papel dos serviços de reabilitação nas UTIs, contudo, recomendou-se a utilização de escalas funcionais válidas e confiáveis como medidas de avaliação da capacidade funcional dos pacientes. Infelizmente, uma das razões por não se utilizar escores e escalas funcionais em UTI consistentemente é a alta complexidade dos pacientes, que em muitas vezes, possuem um baixo nível funcional[3].

Mesmo que haja limitações e barreiras para o uso escores e escalas funcionais em UTI, muitos são os benefícios provenientes de sua aplicação. Como por exemplo, seus resultados podem ser utilizados como base para o manejo clínico dos pacientes, identificando aqueles que necessitam de reabilitação e qual a frequência desse tratamento, e monitorando a trajetória de sua recuperação[4]. Também podem auxiliar na tomada de decisão clínica para alta hospitalar do paciente[5] e para o reembolso associados às intervenções terapêuticas.

Faça suas anotações aqui

## Qual a importância da avaliação clinimétricas da escala funcional que será utilizada?

Os objetivos de utilizar ferramentas para avaliar a função de pacientes em UTI são ter uma medida quantitativa e objetiva, comparar os resultados e padronizar o processo de avaliação. É de grande importância que os fisioterapeutas entendam os critérios psicométricos de cada instrumento utilizado em UTI a ser considerado na prática ou na pesquisa. Também precisam reconhecer que ferramentas de medição devem ser construídas com um propósito específico e população-alvo. É de grande valor que fisioterapeutas não só desenvolvam uma abordagem sistemática da avaliação mobilidade e funcionalidade para pacientes em UTI, mas também sejam capazes de articular o propósito e os objetivos de sua escolha de ferramentas.

Ferramentas de qualidade precisam ser válidas, confiáveis e responsivas para evitar o risco de resultados imprecisos ou viés. Um problema reconhecido na fisioterapia em UTI é a falta de consistência na escolha de ferramentais utilizadas em pesquisas, o que limita a comparabilidade dos resultados e torna difícil a realização estudos de metaanálises. A implicação clínica da validação de ferramentas para fisioterapeutas é garantir que estejam usando um instrumento confiável.

Faça suas anotações aqui

## Como escolher escalas funcionais na UTI?

Para selecionar a ferramenta ideal a ser utilizada para pacientes na UTI é fundamental considerar as vantagens e desvantagens de todas as ferramentas disponíveis. O primeiro passo é definir especificamente "o que" medir, porque domínios com o mesmo nome podem ser definidos de maneiras diferentes. A segunda etapa é a identificação de um instrumento apropriado para o desfecho. A decisão associada à qualidade da ferramenta envolve a avaliação das evidências cientificas sobre suas propriedades de medida específicas para a população de UTI. Os fisioterapeutas podem escolher diferentes ferramentas para medir a funcionalidade em UTI, especialmente se houver uma falta de consenso de especialistas sobre qual instrumento usar. Antes de decidir qual instrumento será usado na prática clínica ou de pesquisa, é importante que os fisioterapeutas desenvolvam um sistema de classificação baseado em:

- Propriedades de medição relacionadas à ferramenta de avaliação funcional;
- Compreensão detalhada do que cada instrumento tem a capacidade de medir;
- A confiabilidade, validade, capacidade de resposta e interpretabilidade da ferramenta de avaliação funcional.

A seleção da ferramenta apropriada para mobilidade e / ou função para pacientes em UTI pode ser um processo bastante desafiador. É muito importante que os fisioterapeutas e pesquisadores escolham o instrumento correto a ser utilizado. E necessário levar em consideração importantes aspectos, tais como:

- Preferências pessoais do fisioterapeuta ou instituição
- Tempo necessário para o instrumento ser completado
- Facilidade de administração
- Tempo de conclusão
- Treinamento necessário para aplicação do instrumento
- Equipamento necessário
- Nível de capacidade física e mental do paciente para ser capaz de participar

- Custos associados com o uso do instrumento
- Requisitos de direitos autorais e aprovação
- Facilidade de cálculo de pontuação
- Disponibilidade da ferramenta traduzida e adaptada para um idioma ou país

Os fisioterapeutas devem fazer considerações cuidadosas ao implementar recomendações para o uso de escalas e escores disponíveis para serem usadas na UTI. Se os fisioterapeutas atuam em UTI sem a utilização adequada de medidas de desfecho, eles deixam de examinar os resultados das intervenções terapêuticas e deixam de identificar antecipadamente pacientes que possuem alto risco de declínio funcional.

Parry et al. (2015) descreveram as limitações para a realização de atividade física em pessoas gravemente enfermas. Identificaram, nesta revisão sistemática 26 ferramentas e suas propriedades clinimétricas. Curiosamente, apenas seis eram ferramentas específicas da UTI. Atualmente, foram validadas e publicadas nove ferramentas de avaliação funcional especificamente aplicáveis para pacientes na UTI. As ferramentas que serão descritas neste capítulo estão listadas abaixo e descritas com detalhamento na Tabela 6.1.

---

Escores

1. *Perme ICU Mobility Score* (Perme Score)
2. *Functional Status Score for ICU* (FSS-ICU)
3. *Physical Function Outcome Measure* (PFIT)
4. *DeMorton Mobility Index* (DEMMI)
5. *Chelsea Critical Care Physical Assessment Tool* (CPAx)
6. *Critical Care Functional Rehabilitation Outcome Measure* (CcFROM)

---

Escalas

1. *ICU Mobility Scale* (IMS)
2. *Surgical Optimal Mobilisation Score* (SOMS)
3. *Manchester Mobility Score* (MMS)

---

Tabela 6.1

| | Adaptação cultural e linguística para o Português | Propriedades clinimétricas | Pontuação | ICF: domínios e categorias que estão presentes nos escores e escalas |
|---|---|---|---|---|
| **Escores** | | | | |
| Perme ICU Mobility Score | Sim | Sim | 0-32 | **B4. Função cardiorrespiratória:**<br>▶ Resistência física em geral<br>**B7. Função Neuromuscular e movimentos relacionados à função:**<br>▶ Potência muscular isolada<br>**D4. Mobilidade:**<br>▶ transferência supina para sentado<br>▶ sentado para em pé<br>▶ mantendo posição sentada<br>▶ mantendo posição em pé<br>▶ transferência para cadeira<br>▶ deambulação – curta distância<br>**D2. Percepção da dor**<br>**D3. Comunicação com recebimento de mensagem falada**<br>**B1. Função Mental**<br>▶ estado de alerta<br>Perme Score é especial por ser único a avaliar barreiras que potencialmente afetam a função: linhas de acesso e tubos, medicação contínua |
| Functional Status Score for ICU (FSS-ICU) | Sim | Sim | 0-35 | **D4. Mobilidade:**<br>▶ posição supina<br>▶ transferência para sentado<br>▶ mantendo posição sentada<br>▶ deambulação – curta distância |
| Physical Function Outcome Measure (PFIT) | Sim | Sim | 0-12 | **B4. Função cardiorrespiratória:**<br>▶ Resistência física em geral<br>**B7. Função Neuromuscular e movimentos relacionados à função:**<br>▶ Potência muscular isolada<br>**D4. Mobilidade:**<br>▶ Transferência para sentado |

▶▶

| | | | | |
|---|---|---|---|---|
| DeMorton Mobility Index | Sim | Sim | 0-19 (pontuação bruta)<br>0-100 (pontuação Rasch) | **B7. Função Neuromuscular e movimentos relacionados à função:**<br>▸ Mobilidade articular<br>**D4. Mobilidade:**<br>▸ posição supina<br>▸ transferência para sentado<br>▸ sentado para em pé<br>▸ mantendo posição sentada<br>▸ mantendo posição em pé<br>▸ habilidades motoras finas (segurando um lápis)<br>▸ saltando<br>▸ deambulação – curta distância |
| Chelsea Critical Care Physical Assessment Tool (CPAx) | Não | Sim | 0-50 | **B4. Função cardiorrespiratória:**<br>▸ função respiratória adicional<br>**B7. Função Neuromuscular e movimentos relacionados à função:**<br>▸ Potência muscular isolada<br>**D4. Mobilidade:**<br>▸ posição supina<br>▸ transferência para sentado<br>▸ mantendo posição sentada<br>▸ mantendo posição em pé<br>▸ transferência para cadeira<br>▸ habilidades motoras finas (segurando) dinamômetro<br>▸ marchando sem sair do lugar |
| Critical Care Functional Rehabilitation Outcome Measure (CcFROM | Não | Sim | 0-63 | **B7. Função Neuromuscular e movimentos relacionados à função:**<br>▸ Potência muscular isolada<br>**D4. Mobilidade:**<br>▸ posição supina<br>▸ transferência para sentado<br>▸ mantendo posição sentada |
| Critical Care Functional Rehabilitation Outcome Measure (CcFROM) | Não | Sim | 0-63 | ▸ mantendo posição em pé<br>▸ transferência para cadeira<br>▸ deambulação – curta distância<br>▸ marchando sem sair do lugar |

| Escalas | | | | |
|---|---|---|---|---|
| ICU Mobility Scale (IMS) | Sim | Sim | 0-10 | **D4. Mobilidade:**<br>▶ posição supina<br>▶ transferência para sentado<br>▶ mantendo a posição supina<br>▶ mantendo posição sentada<br>▶ mantendo posição em pé<br>▶ transferência para cadeira<br>▶ deambulação – curta distância<br>▶ marchando sem sair do lugar |
| Surgical Optimal Mobilisation Score (SOMS) | Não | Sim | 0-4 | **B7. Função Neuromuscular e movimentos relacionados à função:**<br>▶ Função articular<br>**D4. Mobilidade:**<br>▶ posição supina<br>▶ transferência para posição ortostática<br>▶ mantendo a posição supina<br>▶ deambulação – curta distância |
| Manchester Mobility Score (MMS) | Não | Sim | 1-7 | **D4. Mobilidade:**<br>▶ posição supina<br>▶ transferência para sentado<br>▶ mantendo posição sentada<br>▶ mantendo posição em pé<br>▶ transferência para a cadeira<br>▶ deambulação – curta distância |

Fonte: Para o desenvolvimento dessa tabela foram utilizadas informações contidas no https://apps.who.int/classifications/icfbrowser/ e Parry et al 2017.

Faça suas anotações aqui

# Escores funcionais

## Perme Intensive Care Unit Mobility Score (Perme Score)

O Perme Escore foi desenvolvido para medir a capacidade do paciente de se mover começando pela sua habilidade de responder a comandos verbais simples até a distância deambulada em 2 minutos[8]. O escore é divido em 7 domínios: estado mental, potenciais barreiras à mobilidade encontradas na UTI, força funcional de membros superiores e inferiores, mobilidade no leito, transferências, medidas de auxílio para deambulação e avaliação da resistência a caminhada. A pontuação total do escore varia de 0 a 32 pontos. Há 15 itens para serem testados, cada um utiliza uma escala máxima de pontuação 2 ou 4. Baixos valores significam baixa mobilidade e maior necessidade de assistência, enquanto altos valores indicam alta mobilidade e uma menor necessidade de assistência[8-10].

O Perme Score possui uma grande vantagem que é oferece ao avaliador uma visão geral do estado de mobilidade do paciente levando em consideração barreiras potenciais para o aumento da mobilidade na UTI. Por exemplo, as questões 3, 5 e 6 proporciona ao avaliador uma linha de raciocínio crítico sobre a quantidade de suporte respiratório, linhas, tubos e medicações intravenosas, o que de fato são alguns dos fatores que potencialmente podem limitar o estado de mobilidade do paciente.

O Perme Score possui alta confiabilidade interavaliadores tanto entre fisioterapeutas[9,10], quanto entre fisioterapeutas e enfermeiros[11]. É uma ferramenta prática que pode ser completada em poucos minutos e consegue avaliar objetivamente a capacidade do paciente de se mover em um momento preciso[9,10]. Pereira et al (2019) relatam em seu estudo uma correlação entre o *Perme Score* na alta da unidade de terapia intensiva com o tempo de ventilação mecânica que o paciente recebeu. Quanto maior o tempo de ventilação mecânica recebido pelo paciente, menor a pontuação no *Perme Score*[12]. Um outro estudo feito por Perme et al (2020) relata que o escore apresenta uma relação com o destino do paciente na alta hospitalar, quanto maior a pontuação do *Perme Score*, maior a possibilidade de o paciente retornar para seu domicílio.

A versão original do Perme Score e no idioma inglês. Existem traduções e adaptações culturais disponíveis em Espanhol, Alemão, Japonês, e Português.

Tabela 6.2

| Nome do Avaliador: Página 1 | Nome do paciente ou número: | Data: Hora: |
|---|---|---|
| ESTADO MENTAL<br>Pontuação Máxima = 4 | **Q1. Estado de alerta no começo da avaliação**<br>Não responsivo = 0<br>Letárgico = 1<br>Acordado, alerta = 2 | |
| ESTADO MENTAL<br>Pontuação Máxima = 4 | **Q2. O paciente consegue seguir 2 entre 3 comandos?**<br>Não = 0<br>Sim = 1 | |
| POTENTIAL MOBILITY BARRIERS<br>Pontuação Máxima = 4<br><br>* No momento do contato inicial com o paciente ou qualquer momento durante as intervenções de mobilidade | **Q3. O paciente está em ventilação mecânica ou ventilação não-invasiva? ***<br>Sim = 0<br>Não = 1 | |
| | **Q4. Dor ***<br>Incapaz de determiner dor OU o paciente indica sentir dor = 0<br>Sem dor = 1 | |
| | **Q5. O paciente apresenta 2 ou mais dos seguintes: *** (circule)<br>Dispositivos de oxigenoterapia, Cateter de Foley, TOT, Traqueostomia, cateter central, cateter periférico, pressão arterial invasiva, cateter de diálise, CCIP, SGP, SJP, sonda nasogástrica, dreno de tórax, marcapasso temporário, cateter de artéria pulmonar, cateter epidural, PCA, BIA, DAVE, TSRC, ventriculostomia, dreno lombar, curativo de vácuo para feridas (VAC), ou outros.<br>Sim = 0<br>Não = 1 | |
| | **Q6. O paciente está em infusão venosa? *** (infusão endovenosa contínua, vasopressors, inotrópicos, insulina, antiarrítmicos, sedação, antibióticos, fluídos, reposição de eletrólitos, transfusão de sangue, etc.)<br>Sim = 0<br>Não = 1 | |
| FORÇA FUNCTIONAL<br>Pontuação Máxima = 4 | **Q7. Pernas** (O paciente é capaz de erguer a perna contra gravidade por aproximadamente 20 graus com joelho estendido?<br>Não= 0<br>Sim= 1 | Esquerdo Direito |
| | **Q8. Braços – O paciente é capaz de elevar o braço contra a gravidade por aproximadamente 45 graus, com o cotovelo estendido?**<br>Não = 0<br>Sim = 1 | Esquerdo Direito |

▶▶

| | |
|---|---|
| MOBILIDADE NO LEITO<br>Pontuação Máxima = 6 | **Q9. Supino para sentado**<br>Não avaliado OU assistência total (< 25%) =0<br>Máxima assistência (25 to 50%) = 1<br>Moderada assistência (50 to 75%) = 2<br>Mínima assistência (> 75%) OU Supervisão =3 |
| MOBILIDADE NO LEITO<br>Pontuação Máxima = 6 | **Q10. Equilíbrio estático uma vez estabelecida a posição sentada à beira do leito**<br>Não avaliado OU assistência total (< 25%) =0<br>Máxima assistência (25 to 50%) = 1<br>Moderada assistência (50 to 75%) = 2<br>Mínima assistência (> 75%) OU Supervisão =3 |
| TRANSFERÊNCIAS<br>Pontuação Máxima = 9 | **Q11. Sentado para em pé**<br>Não avaliado OU assistência total (< 25%) =0<br>Máxima assistência (25 to 50%) = 1<br>Moderada assistência (50 to 75%) = 2<br>Mínima assistência (> 75%) OU Supervisão =3<br>**Q12. Equilíbrio estático uma vez estabelecida a posição em pé**<br>Não avaliado OU assistência total (< 25%) =0<br>Máxima assistência (25 to 50%) = 1<br>Moderada assistência (50 to 75%) = 2<br>Mínima assistência (> 75%) OU Supervisão =3<br>**Q13. Transferência do leito para a cadeira OU da cadeira para o leito**<br>Não avaliado OU assistência total (< 25%) =0<br>Máxima assistência (25 to 50%) = 1<br>Moderada assistência (50 to 75%) = 2<br>Mínima assistência (> 75%) OU Supervisão =3 |
| MARCHA<br>Pontuação Máxima = 3 | **Q14. Marcha**<br>Não avaliado OU assistência total (< 25%) =0<br>Máxima assistência (25 to 50%) = 1<br>Moderada assistência (50 to 75%) = 2<br>Mínima assistência (> 75%) OU Supervisão =3 |
| ENDURANCE<br>Pontuação Máxima = 3 | **Q15. Endurance:** Distância percorrida em _2 minutos_, independentemente do nível de assistência exigido, incluindo períodos de descanso (em pé ou sentado), com ou sem uso de dispositivo de auxílio.<br>Não avaliado OU incapaz de deambular = 0<br>Distância percorrida entre 1-15 metros = 1<br>Distância percorrida entre 15-30 metros = 2<br>Distância percorrida entre ≥30 metros = 3 |
| Pontuação Máxima = 32 | PONTUAÇÃO TOTAL |

Tubo Oro-trqueal (TOT), cateter central inserido perifericamente (CCIP), Sonda de Gastronomia Percutânea (SGP), Sonda de Jejunostomia Percutânea (SJP), Cateter epidural (Paciente Controlled Analgesia-PCA), Balão intra aórtico (BIA), dispositivo de assistência ventricular esquerda (DAVE), Terapia de substituição renal contínua (TSRC).

Fonte: Adaptada de Kawaguchi et al 2016.

## Functional Status Score for Intensive Care Unit (FSS-ICU)

O *FSS-ICU* é um escore utilizado para avaliar habilidade básica funcional do paciente na unidade de terapia intensiva. O FSS-ICU possui 5 domínios (rolar, transferência de posição supina para sentada, transferência de posição sentada para em pé, sentar-se à beira do leito, andar) e com uma pontuação para cada atividade de 0 a 7, sendo 0 incapaz de tentar ou completar a tarefa por fraqueza muscular, e 7 sendo independência total da atividade. O escore varia de 0-35 pontos, quanto maior a pontuação maior a capacidade funcional do paciente. Não há necessidade de equipamento especial na aplicação da ferramenta e pode ser facilmente incorporada como parte da assistência de fisioterapia.

Para a validação do escore, foi realizado um estudo multicêntrico envolvendo hospitais do Estados Unidos da América, Brasil e Austrália. Foram recrutados pacientes das UTIs médica, cirúrgica, neurológica e cardiovascular o que deixa o teste mais viável para ser utilizado em diferentes populações. O teste apresentou-se com boa a excelente confiabilidade entre avaliadores, e correlação positiva com outras ferramentas de avaliação funcional e correlação negativa com o tempo de internação na UTI e no hospital[13]. Em 2017, o FSS-ICU foi traduzido e adaptado culturalmente para o idioma português no Brasil e se chama Escala de Estado Funcional na UTI.

Tabela 6.3

| | Domínios | | | | |
|---|---|---|---|---|---|
| | Rolar | Transferência da posição supina para sentada | Transferência para posição sentada para posição em pé | Sentar-se na beira do leito | Andar ou conduzir a cadeira de rodas 150 pés (45 m) |
| 0 | Incapaz de tentar ou completar a tarefa por fraqueza muscular | Incapaz de tentar ou completar a tarefa por fraqueza muscular | Incapaz de tentar ou completar a tarefa por fraqueza muscular | Incapaz de tentar ou completar a tarefa por fraqueza muscular | Incapaz de tentar ou completar a tarefa (andar ou manusear a cadeira de rodas) por fraqueza muscular |
| 1 | Dependência total | Dependência total | Dependência total | Dependência total | Capaz de andar ou conduzir a cadeira de rodas ≤50 pés (15 m) com assistência de 1 ou 2 pessoas |

▶▶

| 2 | Assistência máxima (paciente realiza ≤25% do trabalho) | Assistência máxima (paciente realiza ≤25% do trabalho) | Assistência máxima (paciente realiza ≤25% do trabalho) | Assistência máxima (paciente realiza ≤25% do trabalho) | Capaz de andar ou conduzir a cadeira de rodas ≤50 pés (15 m) com assistência de 1 pessoa |
|---|---|---|---|---|---|
| 3 | Assistência moderada (paciente realiza 26-74% do trabalho) | Assistência moderada (paciente realiza 26-74% do trabalho) | Assistência moderada (paciente realiza 26-74% do trabalho) | Assistência moderada (paciente realiza 26-74% do trabalho) | Capaz de andar ou conduzir a cadeira de rodas ao menos 150 pés (45 m) com assistência moderada realizando 26-74% da tarefa) |
| 4 | Assistência moderada (paciente realiza ≥75% do trabalho) | Assistência mínima (paciente realiza ≥75% do trabalho) | Assistência mínima (paciente realiza ≥75% do trabalho) | Assistência mínima (paciente realiza ≥75% do trabalho) | Capaz de andar ou conduzir a cadeira de rodas ao menos 150 pés (45 m) com assistência mínima realizando ≥75% da tarefa |
| 5 | Apenas supervisão | Apenas supervisão | Apenas supervisão | Apenas supervisão | Capaz de andar ou conduzir cadeira de rodas ao menos 150 pés (45 m) somente com supervisão ou incentivo verbal, sem ajuda física. |
| 6 | Independência modificada | Independência modificada | Independência modificada | Independência modificada | Capaz de andar (com ou se equipamento médico) ou conduzir cadeira de rodas ao menos 150 pés (45 m) somente sem supervisão, incentivo verbal ou ajuda física. |
| 7 | Independência total | Independência total | Independência total | Independência total | Capaz de andar 150 pés (45 m) sem uso de equipamento (bengala, andador, próteses). |

Fonte: Desenvolvida pela autoria.

## Teste da Função Física na Unidade de Terapia Intensiva

O Teste da Função Física na UTI (*PFIT* por *Physical Function in Intensive Care Test*) consiste em uma bateria de testes que avaliam condicionamento físico, força muscular, capacidade cardiovascular e nível funcional[14]. O PFIT avalia cinco componentes, cada um recebe uma pontuação de 0-3, com pontuação ordinal de 0-15. O teste foi aplicado pela primeira vez nas UTIs cirúrgica, médica e respiratória num hospital Melbourne no período de 2003-2005. Sugere-se que o PFIT seja aplicado com o propósito de avaliar a mobilização do paciente gravemente doente e prescrever exercícios para melhora da função[14].

Mesmo que a primeira versão PFIT tenha demonstrado confiabilidade e sensibilidade à mudança funcional em pacientes em UTI, esta mostrou-se com pouca utilidade clínica na sua versão original[15]. Então, em 2013, surgiu o PFIT-s, que é uma versão adaptada do teste, no qual o último item *Bilateral Shoulder Lifts (lifts per minute)* é eliminado. O PFIT-s avalia quatro componentes, cada um recebe uma pontuação de 0-3, com pontuação ordinal de 0-12. O PFIT-s demonstrou ser válido no ambiente de unidade de terapia intensiva, com baixo custo financeiro para ser aplicado. Maiores escores do PFIT-s durante a admissão hospitalar estão associados com redução do tempo de permanência hospitalar[15]. Entretanto, sugere-se que o PFIT-s apresenta efeito de teto e piso significativos[2].

Em 2020, o PFIT-s foi traduzido para o idioma português, adaptada culturalmente e com suas propriedades de medidas testadas no Brasil. A versão brasileira do PFIT-s mostrou-se válida, com boa confiabilidade interavaliador, e fácil de ser interpretada e implementada na UTI. Um dos vieses apresentados por este teste é o que o mesmo não avalia funções básicas como a capacidade de se movimentar no leito, transferência para sentado do lado da cama e a deambulação.

Faça suas anotações aqui

Tabela 6.4

| | Pontuação | | | | |
|---|---|---|---|---|---|
| | | 0 | 1 | 2 | 3 |
| Domínios | Assistência (transferência sentado para em pé) | Incapaz | Assistência x2 | Assistência x 1 | Nenhuma assistência |
| | Cadência (Número de passos por minuto) | Incapaz | >0-49 | 50-<80 | 80+ |
| Domínios | Força no ombro (músculos flexores do ombro) | Grau 0, 1, 2 | Grau 3 | Grau 4 | Grau 5 |
| | Força no joelho (músculos extensores do joelho) | Grau 0, 1, 2 | Grau 3 | Grau 4 | Grau 5 |

| Valor Ordinal ___/12 | 0 | 1 | 2 | 3 | 4 | 5 | 6 | 7 | 8 | 9 | 10 | 11 | 12 |
|---|---|---|---|---|---|---|---|---|---|---|---|---|---|
| Valor Intervalo PFIT __/10 | 0 | 2.0 | 3.2 | 3.9 | 4.4 | 4.9 | 5.4 | 5.9 | 6.4 | 7.1 | 7.9 | 8.8 | 10 |

Fonte: Adaptada de Silva et al, 2020.

## De Morton Mobility Index

O *De Morton Mobility Index (DEMMI)* foi desenvolvido em 2008 na Austrália e originalmente com objetivo de avaliar a capacidade funcional de pacientes idosos admitidos no hospital baseado na Classificação Internacional de Funcionalidade, Incapacidade e Saúde[16,17]. Em 2016, o escore funcional DEMMI foi adaptada para ser aplicada em UTI demonstrando excelente confiabilidade e baixos efeitos de teto e piso durante e após a alta da UTI.

O DEMMI consiste em 15 hierárquicos itens de mobilidade: 3 relacionados a mobilização no leito, 3 na cadeira, 4 relacionados ao equilíbrio estático, 2 relacionados a deambulação, e 3 relacionados ao equilíbrio dinâmico. A pontuação total é convertida por meio da análise de Rasch, então o paciente recebe um escore de 0-100; no qual, 0 representa níveis mínimos de mobilidade e 100 representa níveis elevados de mobilidade[16,18].

Em 2020, DEMMI foi traduzida para o idioma português, culturalmente adaptada, e com suas propriedades de medidas testadas no Brasil.

Tabela 6.5 Índice de mobilidade de Morton

| Cama | 0 | 1 | 2 |
|---|---|---|---|
| 1. Ponte/ | Incapaz | Capaz | independente |
| 2. Rolar para o lado | Incapaz | Capaz | |
| 3. Sentar-se a partir da posição supina | Incapaz | Assistência mínima/ supervisão | |

| Cadeira | 0 | 1 | 2 |
|---|---|---|---|
| 4. Sentar-se na cadeira sem apoio | Incapaz | 10 segundos | |
| 5. Levantar-se da cadeira | Incapaz | Assistência minima/ supervisão | Independente |
| 6. Levantar-se da cadeira sem usar os braços | Incapaz | Capaz | |

| Equilíbrio estático | 0 | 1 | 2 |
|---|---|---|---|
| 7. Ficar de pé sem apoio | Incapaz | 10 segundos | |
| 8. Ficar de pé com os pés juntos | Incapaz | 10 segundos | |
| 9. Ficar na ponta dos pés | Incapaz | 10 segundos | |
| 10. Tandem – ficar de pé com os olhos fechados | Incapaz | 10 segundos | |

| Caminhada | 0 | 1 | 2 |
|---|---|---|---|
| 11. Distância da caminhada com/ sem auxílio da marcha Auxílio da marcha: nenhum/ andador/bengala/outro | Incapaz/ 5 metros | 10-20 metros | 50 metros |
| 12. Caminhada independente | Incapaz/assistência mínima/supervisão | Independente com auxílio da marcha | Independente sem auxílio da marcha |

| Equilíbrio dinâmico | 0 | 1 | 2 |
|---|---|---|---|
| 13. Pegar caneta do chão | Incapaz | Capaz | |
| 14. Dar 4 passos para trás | Incapaz | Capaz | |
| 15. Saltar/Pular | Incapaz | Capaz | |

Total da pontuação = _____/19
(soma da pontuação total das colunas/por coluna)

Pontuação DEMMI = _______/100

| Pontuação bruta | 0 | 1 | 2 | 3 | 4 | 5 | 6 | 7 | 8 | 9 | 10 | 11 | 12 | 13 | 14 | 15 | 16 | 17 | 18 | 19 |
|---|---|---|---|---|---|---|---|---|---|---|---|---|---|---|---|---|---|---|---|---|
| Pontuação Demmi | 0 | 8 | 15 | 20 | 24 | 27 | 30 | 33 | 36 | 39 | 41 | 44 | 48 | 53 | 57 | 62 | 67 | 74 | 85 | 100 |

Pontuação DEMMI = _______/100

Fonte: Adaptadas de Silva et al 2020.

## Chelsea Critical Care Physical Assessment Tool (CPAx)

O CPAx foi desenvolvido na Inglaterra em 2012, sendo um sistema de pontuação para medir o nível de morbidade física em pacientes críticos na unidade de terapia intensiva. O CPAx foi inicialmente utilizado em pacientes em UTI geral e de trauma.

O CPAx apresenta boa validade na avaliação da função geral mórbida, uma vez que, possui alta correlação com *Glasgow Coma Scale*, *Sedation Score (-3 to 1)*, força muscular, *AusTOMs score*, *SF36 (componente físico) score*, *peak cough flow*[19]. Possui correlação negativa com SOFA Score, alta confiabilidade entre inte-ravaliadores. Com todos esses resultados combinados, sugere-se que o teste tenha validade, apesar de que o grupo testado era pequeno[19].

O escore CPAx é composto por 10 domínios que avaliam tanto a função respiratória e a tosse, quanto atividades de função básicas como mover-se na cama, transferência de supino para sentado, equilíbrio sentado e em pé, transferência sentado para em pé, transferência do leito para a cadeira, *stepping*, e força de preensão com uso do dinamômetro. A pontuação de cada domínio varia de 0-5 pontos, sendo 0 dependência total e 5 independência. Cada domínio A pontuação máxima varia de 0 à 50 pontos, sendo maiores pontuações indicativas de maior nível de independência. que variam do nível 0 (total dependência) até nível 5 (independência).

Apesar do CPAx ser uma avaliação mais holística e apresentar vários aspectos importantes da avaliação funcional do paciente crítico, a habilidade de mental do paciente não é retratada no teste. Outro aspecto é necessário o uso de equipamento para completar o escore, que muitas vezes não está facilmente disponível na UTI: o dinamômetro para fazer a medição da força de preensão.

Faça suas anotações aqui

## Critical Care Functional Rehabilitation Outcome Measure (CcFROM)

O escore *Critical Care Functional Rehabilitation Outcome Measure (CcFROM)* foi desenvolvida por um grupo de fisioterapeutas no Reino Unido em 2015 usando como referência outros testes utilizados para avaliar a função tanto na UTI quanto no ambulatório.

O CcFROM é composto por 9 atividades funcionais os quais incluem teste de força de membros inferiores e atividades básicas funcionais. A pontuação total varia de 0 a 63, sendo 0 o mais baixo nível funcional e 63 o mais alto nível funcional. Cada atividade avaliada pode receber uma pontuação de 0 (atividade não testada, ou assistência total para realizá-la) até 7 (independência total). Esta ferramenta pode ser aplicada como parte do tratamento fisioterapêutico, não há necessidade de equipamento especiais, e não há proteção de propriedade intelectual para o uso ou a distribuição do mesmo[2].

De acordo com Twose et al (2015), apesar do escore CcFROM possuir alta correlação de interclasse alta e confiabilidade interavaliadores, algumas limitações puderam ser observadas, como por exemplo, o tamanho da amostra para a validação da escala e o uso de questionários não validados e relativamente sucintos.

Uma das críticas dos autores relacionada a utilização de ferramentas de avaliação funcional que não são específicos para UTI é que muitas vezes não se consegue retratar a capacidade funcional daqueles pacientes que se apresentam com baixo nível funcional e com alta complexidade médica[2]. Apesar de ser uma ferramenta criada especialmente para avaliar pacientes na UTI parecendo ser um trabalho promissor, poucas publicações sobre CcFROM foram encontradas na literatura. Essa ferramenta possui apenas dados publicados sobre validade de face ou conteúdo[4].

Faça suas anotações aqui

# Escalas funcionais

## ICU Mobility Scale (IMS)

O ICU Mobility Scale (IMS) é uma escala criada em por uma equipe multiprofissional composta por médicos, enfermeiros e fisioterapeutas da Australian and New Zealand Intensive Care Society Clinical Trials Group and John Jopkins Hospital nos Estados Unidos da América. O IMS foi publicado como escala com alta consistência interna (fisioterapeutas entre si e enfermeiros), com 100% de precisão e clareza, e com relevância clínica para a equipe multidisciplinar da UTI[20]. O objetivo foi desenvolver uma escala que pudesse ser utilizada por toda a equipe multiprofissional, que fosse fácil e rápida de ser aplicada em pacientes adultos de vários tipos de UTIs apesar de que ela foi inicialmente utilizada nas UTIs clínicas, cirúrgica e de trauma.

A escala avalia os vários níveis de mobilização do paciente, do deitado no leito (pontuação 0) até deambulação com independência sem uso de dispositivo de marcha (pontuação 10). Avalia-se, também, o nível de assistência que o paciente necessita para execução da atividade funcional. O IMS possui somente um domínio: função motora básica.

Em 2016, o IMS foi traduzido e adaptado culturalmente para o idioma português e validado no Brasil. É chamado de Escala de Mobilização na UTI (EMU). A EMU apresenta-se com excelente concordância e confiabilidade entre os avaliadores, factível com tempo médio de preenchimento da tabela de menos de um minuto, efeito piso de 36% e teto de 6%[8]. Uma característica importante da EMU é que esta apresenta marcos de mobilidade simples a serem avaliados, portanto não a escala exige um treinamento especial para sua aplicação. Segue a abaixo uma adaptação da EMU.

Quando se aplica a EMU, alguns itens podem levantar questionamentos. Por exemplo, o mesmo paciente que hoje tem seu marco numérico 4 por participar em exercício de ortostatismo na prancha é o mesmo paciente que não consegue ter controle de tronco algum quando sentado no lado da cama o qual funcionalmente está no nível 0, 1 ou 2. Essa situação é pode ser observada em pacientes com lesão de medula espinal.

Faça suas anotações aqui

Tabela 6.6 | Escala de mobilização na UTI

| Marco numérico | Classificação | Definição |
|---|---|---|
| 0 | Nada (deitado no leito) | Rolado passivamente ou exercitado passivamente pela equipe, mas não se movimentando ativamente. |
| 1 | Sentado no leito, exercícios no leito | Qualquer atividade no leito, incluindo rolar, ponte, exercícios ativos, cicloergômetro e exercício ativo assistido, sem sair do leito ou sentado à beira do leito. |
| 2 | Transferido passivamente para a cadeira (sem ortostatismo) | Transferência para cadeira por meio de guincho, elevador ou passante, sem ortostatismo ou sem sentar-se à beira do leito. |
| 3 | Sentado à beira do leito | Pode ser auxiliado pela equipe, mas envolve sentar-se ativamente à beira do leito e com algum controle de tronco. |
| 4 | Ortostatismo | Sustentação de peso sobre os pés na posição ortostática, com ou sem ajuda. Podem ser usados o guincho ou a prancha ortostática. |
| 5 | Transferência do leito para a cadeira | Ser capaz de dar passos ou arrastar os pés na posição em pé até a cadeira. Isto envolve transferir o peso de uma perna para outra para ir até a cadeira. Se o paciente já ficou em pé com auxílio de algum equipamento médico, ele deve andar até a cadeira (não é aplicável se o paciente é levado por algum equipamento médico de elevação). |
| 6 | Marcha estacionária (à beira do leito) | Ser capaz de realizar marcha estacionária erguendo os pés de forma alternada (deve ser capaz de dar no mínimo 4 passos, dois em cada pé), com ou sem auxílio. |
| 7 | Deambular com auxílio de 2 ou mais pessoas | O paciente consegue se distanciar pelo menos 5 metros do leito/cadeira com auxílio de 2 ou mais pessoas. |
| 8 | Deambular com auxílio de 1 pessoa | O paciente consegue se distanciar pelo menos 5 metros do leito/cadeira com auxílio de 1 pessoa. |
| 9 | Deambulação independente com auxílio de um dispositivo de marcha | O paciente consegue se distanciar pelo menos 5 metros do leito/cadeira com auxílio de um dispositivo de marcha, mas sem o auxílio de outra pessoa. Em indivíduos cadeirantes, este nível de atividade implica em se locomover com cadeira de rodas de forma independente por 5 metros para longe do leito/cadeira. |
| 10 | Deambulação independente sem auxílio de um dispositivo de marcha | O paciente consegue se distanciar pelo menos 5 metros do leito/cadeira sem o uso de um dispositivo de marcha e sem o auxílio de outra pessoa. |

Fonte: Adaptada de Kawaguchi et al 2016.

Faça suas anotações aqui

## Surgical Intensive Care Unit Optimal Mobility Score (SOMS)

A Escala *Surgical Intensive Care Unit Optimal Mobility Score (SOMS)* foi desenvolvida na UTI Cirúrgica no General Hospital de Massachussets nos Estados Unidos da América e publicada em 2012. O objetivo da escala é de padronizar a avaliação da capacidade de mobilização do paciente gravemente doente, inicialmente, na UTI cirúrgica[21]; entretanto, outros estudos realizados com a escala envolveram pacientes da UTI clínica e neurológica além da cirúrgica[22]. A escala é utilizada em outros países como Itália e Alemanha.

A escala SOMS consiste em 5 níveis hierárquicos de mobilidade com uma pontuação de 0-4. SOMS 0 indica que mobilização não deve ser considerada como por exemplo pacientes moribundos ou com alguma contraindicação para mobilização. SOMS 1 é usado para descrever pacientes que recebem movimentos passivos enquanto estão acamados. SOMS 2 é usado quando os pacientes estão sentados no leito ou na cadeira. SOMS 3 descreve pacientes que estão em treinamento ortostático à beira do leito com ou sem assistência. SOMS 4 descreve pacientes que estão deambulando. É interessante observar que a escala SOMS sugere atividades que o paciente deve executar antes de avançar para o próximo nível.

Em vários estudos, os profissionais que utilizaram a escala SOMS eram enfermeiros[23-25]. Em 2011, num estudo feito por um grupo de pesquisadores, escala SOMS foi utilizada por fisioterapeutas e enfermeiros para classificar a capacidade funcional do paciente em determinado dia[26].

## Manchester Mobility Score

A escala funcional *Manchester Mobility Score (MMS)* foi desenvolvido em 2005 na Inglaterra, onde é comumente utilizado em diversas UTIs. Para a validação do MMS, os avaliadores foram fisioterapeutas e o corpo clínico de enfermagem. MMS é uma escala simples de ser utilizada com menos de um minuto para ser concluída, possui excelente confiabilidade entre os avaliadores, e se mostrou válida por ser correlacionada com o Índice de Barthel[27].

O MMS consiste em descrever vários níveis de mobilidade observada em pacientes da UTI. Esta ferramenta tem uma pontuação de 1-7 e inclui as seguintes atividades: intervenções de fisioterapia realizados no leito (movimentos passivos e ativos, sentado no leito), sentado do lado do leito, transferência passiva para a cadeira, treinamento de ortostatismo, transferência assistida em posição ortostática, mobilização com ou sem assistência, mobilização de paciente >30 m. O MMS assemelha-se mais com um marcador de atividades que o paciente possa participar na sessão de fisioterapia.

## Conclusão

Este capítulo discute as várias ferramentas de funcionalidade existentes para uso em UTIs. O objetivo principal foi fornecer informações importantes sobre as escores e escalas funcionais e considerações para selecionar o melhor instrumento a ser adotado, e também atingir tanto fisioterapeutas na área clínica quanto pesquisadores na área de reabilitação que querem adquirir uma melhor compreensão das escalas e escores funcionais.

Muitos artigos formam publicados nas últimas décadas abordando a mobilização precoce de pacientes em UTI. Apesar de várias escalas serem desenvolvidas para avaliar o estado de mobilidade durante o período de doença grave, até agora não existe um padrão ouro que possa ser utilizado na área clínica ou de pesquisa. Ao decidir qual ferramenta usar para pacientes em UTI, fisioterapeutas devem considerar com cuidado cada um das ferramentas para poder determinar a melhor opção para uma instituição e/ou serviço de fisioterapia hospitalar.

Cada ferramenta de avaliação funcional apresentada neste capítulo é específica para ser utilizada em UTI e apresenta tanto pontos fortes como pontos fracos. Está bem estabelecido neste momento que os fisioterapeutas têm consciência da falta de evidência científica de alta qualidade sobre as propriedades das ferramentas relacionadas ao estado de mobilidade e funcionalidade na UTI. Os pesquisadores que trabalham em UTI precisam seriamente considerar o aprimoramento dessas evidências científicas por meio da realização de estudos comparando diferentes ferramentas nesta população que muito complexa. As ferramentas abordadas neste capítulo devem ser comparadas com outros que podem ser considerados relevantes para a população de UTI.

É importante que o fisioterapeuta continue a trabalhar para a implementação do uso dos escores e escalas que avaliam a funcionalidade na prática diária. Os resultados positivos, quando se usa ferramentas de avaliação funcional na UTI, podem justificar modelos de prática de fisioterapia altamente eficazes e eficientes em em nível hospitalar.

Este capítulo fornece informações indispensáveis sobre escalas e escores funcionais para os fisioterapeutas que trabalham em UTI. Agora, devemos pavimentar o caminho para o sucesso, apoiando os fisioterapeutas em sua busca por um padrão de excelência para atender às demandas de nosso cenário de saúde em constante mudança não só no Brasil, mas também no mundo.

## REFERÊNCIAS BIBLIOGRÁFICAS


1. Painter P, Stewart AL, Carey S. Physical Functioning: Definitions, Measurement, and Expectations. Advances in Renal Replacement Therapy. 1999 Apr;6(2).
2. Twose PW, Wise MP, Enright S. Critical Care Functional Rehabilitation Outcome Measure: developing a validated measure. Physiotherapy Theory and Practice [Internet]. 2015 Oct 3;31(7):474–82. Available from: http://www.tandfonline.com/doi/full/10.3109/09593985.2015.1025320
3. Thomas AJ. Exercise intervention in the critical care unit – what is the evidence? Physical Therapy Reviews [Internet]. 2009 Feb 19;14(1):50–9. Available from: http://www.tandfonline.com/doi/full/10.1179/174328809X405900
4. Parry SM, Huang M, Needham DM. Evaluating physical functioning in critical care: considerations for clinical practice and research. Critical Care [Internet]. 2017 Dec 4;21(1):249. Available from: https://ccforum.biomedcentral.com/articles/10.1186/s13054-017-1827-6
5. Tymkew H, Norris T, Arroyo C, Schallom M. The Use of Physical Therapy ICU Assessments to Predict Discharge Home. Critical Care Medicine. 2020 Sep 2;48(9).
6. Peterson ML, Lukens K, Fulk G. Psychometric Properties of Physical Function Measures Used in the Intensive Care Unit: A Systematic Review. Journal of Acute Care Physical Therapy. 2018 Apr;9(2).
7. Perme C, Schwing T, DeGuzman K, Arnold C, Stawarz-Gugala A, Paranilam J, et al. Relationship of the Perme ICU Mobility Score and Medical Research Council Sum Score With Discharge Destination for Patients in 5 Different Intensive Care Units. Journal of Acute Care Physical Therapy [Internet]. 2020 Oct;11(4):171–7. Available from: https://journals.lww.com/10.1097/JAT.0000000000000132
8. Fogaça Kawaguchi YM, Nawa RK, Figueiredo TB, Martins L, Pires-Neto RC. Perme intensive care unit mobility score and ICU mobility scale: Translation into Portuguese and cross-cultural adaptation for use in Brazil. Jornal Brasileiro de Pneumologia. 2016;42(6):429–34.
9. Perme C, Nawa RK, Winkelman C, Masud F. A tool to assess mobility status in critically ill patients: the Perme Intensive Care Unit Mobility Score. Methodist DeBakey cardiovascular journal [Internet]. 10(1):41–9. Available from: http://www.ncbi.nlm.nih.gov/pubmed/24932363
10. Nawa RK, Lettvin C, Winkelman C, Evora PRB, Perme C. Initial interrater reliability for a novel measure of patient mobility in a cardiovascular intensive care unit. Journal of critical care [Internet]. 2014 Jun;29(3):475.e1-5. Available from: http://www.ncbi.nlm.nih.gov/pubmed/24630690
11. Nydahl P, Wilkens S, Glase S, Mohr LM, Richter P, Klarmann S, et al. The German translation of the Perme Intensive Care Unit Mobility Score and inter-rater reliability between physiotherapists and nurses. European Journal of Physiotherapy. 2018;20(2):109–15.
12. Pereira CS, de Carvalho AT, Bosco AD, Forgiarini LA. The Perme scale score as a predictor of functional status and complications after discharge from the intensive

care unit in patients undergoing liver transplantation. Revista Brasileira de Terapia Intensiva. 2019;31(1):113–21.

13. Huang M, Chan KS, Zanni JM, Parry SM, Neto S-CGB, Neto JAA, et al. Functional Status Score for the ICU: An International Clinimetric Analysis of Validity, Responsiveness, and Minimal Important Difference. Critical care medicine [Internet]. 2016 Dec;44(12):e1155–64. Available from: http://www.ncbi.nlm.nih.gov/pubmed/27488220

14. Skinner EH, Berney S, Warrillow S, Denehy L. Development of a physical function outcome measure (PFIT) and a pilot exercise training protocol for use in intensive care. Critical care and resuscitation : journal of the Australasian Academy of Critical Care Medicine [Internet]. 2009 Jun;11(2):110–5. Available from: http://www.ncbi.nlm.nih.gov/pubmed/19485874

15. Denehy L, de Morton NA, Skinner EH, Edbrooke L, Haines K, Warrillow S, et al. A Physical Function Test for Use in the Intensive Care Unit: Validity, Responsiveness, and Predictive Utility of the Physical Function ICU Test (Scored). Physical Therapy [Internet]. 2013 Dec 1;93(12):1636–45. Available from: https://academic.oup.com/ptj/article/93/12/1636/2735343

16. Sommers J, Vredeveld T, Lindeboom R, Nollet F, Engelbert RHH, van der Schaaf M. de Morton Mobility Index Is Feasible, Reliable, and Valid in Patients With Critical Illness. Physical therapy [Internet]. 2016 Oct;96(10):1658–66. Available from: http://www.ncbi.nlm.nih.gov/pubmed/27081202

17. de Morton NA, Davidson M, Keating JL. The de Morton Mobility Index (DEMMI): An essential health index for an ageing world. Health and Quality of Life Outcomes [Internet]. 2008;6(1):63. Available from: http://hqlo.biomedcentral.com/articles/10.1186/1477-7525-6-63

18. Silva VZM da, Lima AS, Nadiele H, Pires-Neto R, Denehy L, Parry SM. Brazilian Versions of the Physical Function ICU Test-scored and de Morton Mobility Index: translation, cross-cultural adaptation, and clinimetric properties. Jornal brasileiro de pneumologia : publicacao oficial da Sociedade Brasileira de Pneumologia e Tisilogia [Internet]. 46(4):e20180366. Available from: http://www.ncbi.nlm.nih.gov/pubmed/32321069

19. Corner EJ, Wood H, Englebretsen C, Thomas A, Grant RL, Nikoletou D, et al. The Chelsea critical care physical assessment tool (CPAx): validation of an innovative new tool to measure physical morbidity in the general adult critical care population; an observational proof-of-concept pilot study. Physiotherapy [Internet]. 2013 Mar;99(1):33–41. Available from: http://www.ncbi.nlm.nih.gov/pubmed/23219649

20. Hodgson C, Needham D, Haines K, Bailey M, Ward A, Harrold M, et al. Feasibility and inter-rater reliability of the ICU Mobility Scale. Heart & lung : the journal of critical care [Internet]. 43(1):19–24. Available from: http://www.ncbi.nlm.nih.gov/pubmed/24373338

21. Kasotakis G, Schmidt U, Perry D, Grosse-Sundrup M, Benjamin J, Ryan C, et al. The surgical intensive care unit optimal mobility score predicts mortality and length of

stay. Critical care medicine [Internet]. 2012 Apr;40(4):1122–8. Available from: http://www.ncbi.nlm.nih.gov/pubmed/22067629

22. Piva S, Dora G, Minelli C, Michelini M, Turla F, Mazza S, et al. The Surgical Optimal Mobility Score predicts mortality and length of stay in an Italian population of medical, surgical, and neurologic intensive care unit patients. Journal of critical care [Internet]. 2015 Dec;30(6):1251–7. Available from: http://www.ncbi.nlm.nih.gov/pubmed/26315654

23. Kasotakis G, Schmidt U, Perry D, Grosse-Sundrup M, Benjamin J, Ryan C, et al. The surgical intensive care unit optimal mobility score predicts mortality and length of stay. Critical care medicine [Internet]. 2012 Apr;40(4):1122–8. Available from: http://www.ncbi.nlm.nih.gov/pubmed/22067629

24. Piva TC, Ferrari RS, Schaan CW. Early mobilization protocols for critically ill pediatric patients: Systematic review. Revista Brasileira de Terapia Intensiva. 2019.

25. Meyer MJ, Stanislaus AB, Lee J, Waak K, Ryan C, Saxena R, et al. Surgical Intensive Care Unit Optimal Mobilisation Score (SOMS) trial: a protocol for an international, multicentre, randomised controlled trial focused on goal-directed early mobilisation of surgical ICU patients. BMJ open [Internet]. 2013 Aug 19;3(8):e003262. Available from: http://www.ncbi.nlm.nih.gov/pubmed/23959756

26. Garzon-Serrano J, Ryan C, Waak K, Hirschberg R, Tully S, Bittner EA, et al. Early mobilization in critically ill patients: patients' mobilization level depends on health care provider's profession. PM & R : the journal of injury, function, and rehabilitation [Internet]. 2011 Apr;3(4):307–13. Available from: http://www.ncbi.nlm.nih.gov/pubmed/21497316

27. Mcwilliams D, Atkins G, Hodson J, Boyers M, Lea T, Snelson C. Is the manchester mobility score a valid and reliable measure of physical function within the intensive care unit. Intensive Care Medicine Experimental [Internet]. 2015 Dec 1;3(S1):A553. Available from: https://icm-experimental.springeropen.com/articles/10.1186/2197-425X-3-S1-A553

Faça suas anotações aqui

Faça suas anotações aqui

Capítulo 7

# Diagnósticos do Fisioterapeuta em Unidade de Terapia Intensiva

Bruno Prata Martinez

## Resumo

Este capítulo tem como objetivo descrever a definição do diagnóstico realizado pelo fisioterapeuta para pacientes em UTI; bem como abordar a sua importância para prática diária e uma estrutura para sua construção. Essa estrutura utiliza os domínios relacionados ao conceito de funcionalidade, os quais são as deficiências, as limitações de mobilidade e restrição a participação social. Também serão relatados alguns instrumentos de avaliação que podem ser aplicados para identificar possíveis alterações relacionadas ao diagnóstico do fisioterapeuta.

## Introdução

Conforme descrito na resolução 402/2011 do Conselho Federal de Fisioterapia(COFFITO) e da Associação Brasileira de Fisioterapia Cardiorrespiratória e em Terapia Intensiva(ASSOBRAFIR) uma das atribuições profissionais é a construção do diagnóstico fisioterapêutico; a qual é a base para iniciar qualquer proposta de intervenção[1].

Apesar dessa atribuição, o uso do diagnóstico ainda é algo não padronizado e com influência de alguns fatores que dificultam sua inserção na prática diária. O primeiro deles é o modelo biomédico, no qual muitas vezes o fisioterapeuta se apropria mais dos termos e aspectos referentes a doença, do que ao seu objeto de estudo, que é o movimento humano. O segundo é o tecnicismo, que consiste em se preocupar mais no "como fazer" do que no "por que e quando fazer"[2]. Desta forma, esses dois pontos limitam o uso de uma linguagem específica própria do fisioterapeuta; bem como aumenta a chance de um tratamento superficial e impreciso.

Por isso, um ponto fundamental é a necessidade de uma padronização da estrutura e das das terminologias utilizadas no diagnóstico do fisioterapeuta para pacientes no ambiente de terapia intensiva.

## Desenvolvimento

O diagnóstico do fisioterapeuta pode ser definido como a descrição dos distúrbios cinético funcionais ou alterações do movimento humano presentes em um indivíduo. Apesar de uma simples definição, uma dificuldade importante para seu uso é a compreensão do que é um distúrbio de movimento humano. Para isso, entender o conceito de funcionalidade é um aspecto imprenscíndivel. Funcionalidade compreende as funções e estruturas do corpo, as atividades que o indivíduo executa e a participação social que envolve as situações cotidianas.

Desta forma, o movimento humano pode ser definido como a integração das funções e estruturas corporais de alguns sistemas orgânicos; a qual permite a execução da tarefa ou atividade ou a mobilidade que é o subtópico da atividade mais relevante sob a ótica do fisioterapeuta. De forma adicional, importante destacar que é por meio da mobilidade que o indivíduo pode realizar suas principais ações relacionadas a participação social, como lazer e trabalho.

Com base nessas informações, uma forma de organizar a estrutura do diagnóstico do fisioterapeuta é por meio da sistematização em três blocos, que são os problemas de função, os problemas de atividade e participação social. Com base na descrição da Classificação Internacional de Funcionalidade e Incapacidade em Saúde (CIF), os termos adequados para essa descrição destas incapacidades são deficiências para os problemas de função e/ou estrutura, limitações para problemas de atividade e restrições para problemas na participação social[3].

Somado a estruturação macro em três blocos, é necessário que saiba quais são as funções, as atividades e participação social são relevantes para essa prática da construção do diagnóstico. Ao analisar o ambiente de terapia intensiva e o papel do fisioterapeuta, os principais sistemas relacionados ao movimento humano são o mental, cardiovascular, respiratório e o neuro osteomioarticular; sendo as principais atividades a realização das transferências no leito e fora dele; bem como a deambulação. Para a participação social, deve-se observar o lazer e o trabalho[4].

## Função mental

Para o fisioterapeuta a avaliação dessa função tem relação com a identificação do nível de cooperação e entendimento para realização das avaliações e intervenções fisioterapêuticas; pois isso influenciará na escolha do tipo de avaliação, bem como das intervenções; podendo ser formas volitivas ou não-volitivas.

Ao saber desse objetivo para a função mental, caberá ao fisioterapeuta a escolha de qual instrumento será utilizado para esta avaliação quando houver suspeita ou fatores que sugerem alguma alteração. De forma resumida, em pacientes que encontram-se sob uso de sedativos, deverá ser utilizado alguma escala para avaliação do nível de resposta do paciente sob sedação; como por exemplo a escala de sedação e agitação de Richmond (RASS)[5].

Nos pacientes sem sedação e com alterações no estado de consciência, uma das escalas mais utilizadas é a de Coma de Glasgow, a qual avalia o nível de abertura ocular, resposta verbal e motora[6]. Outra importante alteração a ser identificada no ambiente de UTI é a presença de Delirium, a qual também apresenta diversas esclas como a o Confusion Assessment Method for the Intensive Care Unit(CAM-ICU); podendo este ser tipo hipoativo, hiperativo ou misto[7].

## Função Cardiovascular

O sistema cardiovascular compreende a capacidade do coração bombear sangue, rico em oxigênio para suprir as necessidades energéticas do organismo. Ao se falar em necessidades energéticas é importante lembrar da relação entre oferta e consumo de oxigênio. Oferta é a quantidade de oxigênio que será disponibilizado para os tecidos; tendo como variáveis o débito cardíaco(DC) e o conteúdo arterial de oxigênio($CaO_2$). O consumo é a extração tecidual de oxigênio ou a diferença arteriovenosa. Quando em metabolismo aeróbico, sempre há mais oferta do que consumo, sendo que quando ocorre o desequílibrio(aumento do consumo e/ou redução da oferta de oxigênio) o metabolismo aproxima-se do anaeróbico[4,8].

Para identificar qual a alteração existente na função cardiovascular, caberá ao fisioterapeuta analisar as variáveis cardiovasculares, bem como quando necessário as doenças existentes; história clínica e exames complementares. Dentre as principais variáveis cardiovasculares estão as pressões arteriais sistólica (PAS), diastólica (PAD) e média (PAM), frequência cardíaca (FC), saturação de pulso de oxigênio ($SpO_2$) e escala de Borg.

A PAS e a FC são duas variáveis que tem relação com débito cardíaco; a primeira correlaciona-se com o volume sistólico. A $SpO_2$ é o parâmetro de mas fácil mensuração para identificar alterações no $CaO_2$, pois para a obtenção dos valores de hemoglobina e $PaO_2$ é necessário a coleta e análise sanguínea. A percepção de esforço de Borg tem relação com o desequílibrio entre oferta e consumo de oxigênio, sendo que a percepção do esforço será maior quando mais próximo do metabolismo anaeróbico.

As duas principais alterações da função cardiovascular são a redução da oferta e/ou o aumento do consumo de oxigênio. Se há alteração for na oferta, o problema será ou no DC e/ou no $CaO_2$ (Figura 7.1).

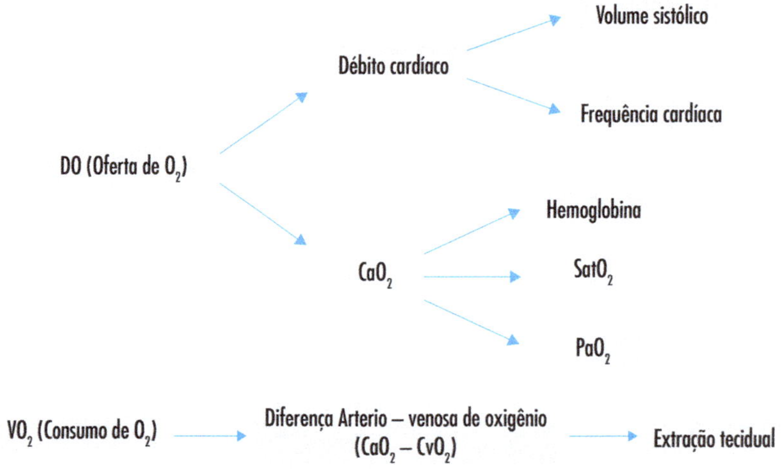


Figura 7.1 | Estrutura da função cardiovascular.

Fonte: Desenvolvida pela autoria.

## Função Respiratória

Compreende a capacidade do sistema respiratório deslocar o ar para dentro dos pulmões, para que ocorram as trocas gasosas e o consequente suprimento energético dos tecidos.

Em relação ao deslocamento de ar para dentro dos pulmões é necessário que a força gerada pela contração dos músculos inspiratórios seja capaz de vencer a força gerada pelo diâmetro livre das vias aéreas (resistência das vias aéreas do sistema respiratório) e pela força elástica dos pulmões e caixa torácica(elastância do pulmão-caixa torácica do sistema respiratório). Quando esse deslocamento de ar ocorre através da negativação da pressão pleural pelo esforço muscular ou através da pressão positiva gerada pelo aparelho de ventilação mecânica (VM) é gerado um volume minuto, que é a multiplicação do volume corrente pela frequência respiratória[4,8].

Dentre as alterações nesse processo de ventilação é possível citar aumento da resistência das vias aéreas, aumento da elastância de pulmão-caixa torácica e/ou redução da força muscular respiratória, as quais reduzem o volume corrente e podem levar a deficits na oxigenação por redução da ventilação.

Depois que o ar entra no sistema respiratório, mais especificamente nos pulmões, ocorrerá a troca gasosa, a qual é uma resultante da relação ventilação-perfusão(V x Q). Sendo assim, a redução das trocas gasosas pode ocorrer por alterações de ventilação (redução do volume pulmonar) e/ou da perfusão (redução da quantidade de sangue e/ou oxigênio no sistema vascular).

Caberá ao fisioterapeuta utilizar os instrumentos de avaliação da função respiratória, bem como quando necessário saber as doenças existentes; história clínica e exames complementares, para identificar qual é a alteração da função respiratória. As duas alterações na oferta são a redução da ventilação e/ou redução das trocas gasosas; sendo que as alterações da ventilação podem ocorrer por alterações na resistência, elastância e/ou força muscular respiratória (Figura 7.2).

Os principais instrumentos de avaliação utilizados são a inspeção do padrão muscular ventilatório, a ausculta respiratória, a capacidade tosse e oxigenação. Na inspeção do padrão muscular ventilatório, o fisioterapeuta deverá identificar se há uso de músculos acessórios (Esternocleídomastoídeo e escalenos) e aumento do trabalho muscular respiratório(atividade expiratória, tiragem intercostal ou retração de fúrcula supraesternal); bem como se existe alterações na expansibilidade (reduzida e/ou assimétrica) e na frequência respiratória.

Na ausculta pulmonar será observado se há alterações de ventilação e qual a possível causa por meio da correlação com os ruídos adventícios. Os principais rúidos adventícios são os roncos(sugerem secreção em vias aéreas de grande e médio calibre ou queda de língua), sibilos (sugere estreitamento das vias aéreas) e crepitações (sugerem hipoventilação alveolar, líquido ou secreção em periferia). A nível da oxigenação, deve-se fazer essa avaliação com os dados hemogasométricos ou de forma contínua com a oximetria de pulso, na qual é possível avaliar a $SpO_2$; sendo que valores inferiores a 93% sugerem algum deficit de oxigenação.

Nas situações em que houver suspeita de fraqueza muscular respiratória, sugere-se fazer a avaliação objetiva da força muscular respiratória inspiratória e expiratória para confirmação da fraqueza muscular, através da manovacuometria, com posterior comparação com os valores de normalidade. Nessa avaliação pode-se medir a pressão inspiratória máxima (PiMax) e expiratória máxima (PeMax)[9].

Outra medida objetiva para pacientes com alteração da ventilação é a capacidade vital, a qual corresponde a soma dos volumes corrente (VC), volume de reserva inspiratória (VRI) e expiratória (VRE). Sua mensuração é em Litros ou ml e com uso do ventilômetro ou espirômetro; sendo que seus valores devem ser comparados a uma equação de normalidade para identificação de alterações de redução da ventilação[10].

Em pacientes com tosse débil, pode-se aferir o pico de fluxo de tosse (PFT) através do *peak flow* ou da espirometria; conforme disponibilidade de equipamento. Valores abaixo de 160 L/min sugerem importante incapacidade de tosse e necessidade de dispositivos para incentivo da tosse[11].

Em pacientes sob ventilação mecânica invasiva (VMI) é possível aferir de forma objetiva variáveis relacionadas a impedância do sistema respiratório, através dos valores de resistência das vias aéreas do sistema respiratório(Raw sr); complacência estática do sistema respiratória(Cest sr); *Driving Pressure* e auto-PEEP[12].

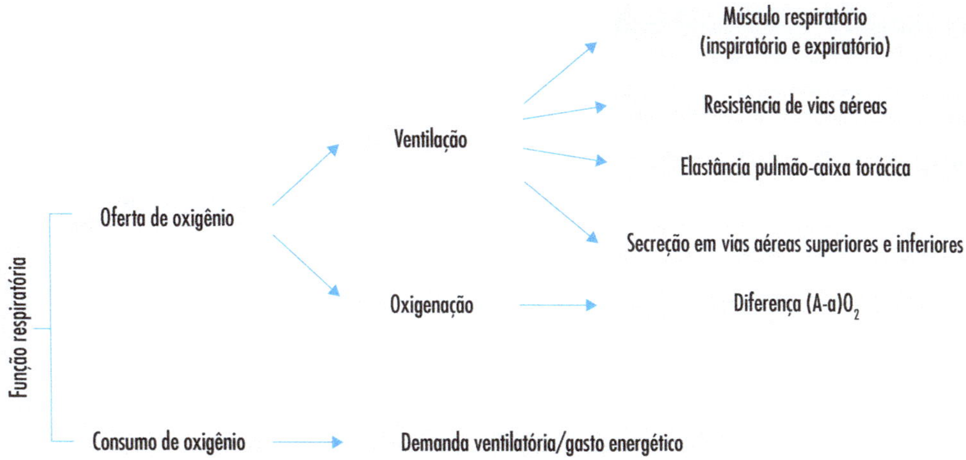


Figura 7.2 | Estrutura da função respiratória.

Fonte: Desenvolvida pela autoria.

## Função Neuro osteomioarticular

Esta função compreende todos os aspectos relacionados ao aparelho locomotor, desde os aspectos neurológicos (sensitivos, controle central e motores), musculares, articulares e ósseos[12].

Uma das principais alterações encontrada nessa função no ambiente de UTI é a fraqueza muscular em membros, alterações sensoriais e alterações de amplitude de movimento articular (ADM). Para mensuração da força muscular, pode-se usar o teste muscular manual, o qual avalia a força muscular em doze grupos musculares relacionados aos membros superiores (abdutores de ombro, flexores de cotovelo e extensores de punho) e inferiores (flexores de quadril, extensores de joelho e dorsiflexores de tornozelo). O escore total varia de 0 a 60; sendo que valores ≤48 são sugestivos de fraqueza muscular adquirida na UTI.

Outra forma de mensurar a força muscular é através do dinamômetro de preensão palmar; na qual através da medida da força de preensão palmar também é possível fraqueza muscular adquirida na UTI.

Nessa função, também é possível avaliar alterações de sensibilidade; alterações de tônus; alterações de amplitude de movimento articular; conforme hajam suspeitas desses problemas.

## Limitações de Mobilidade e Restrições a participação social

Após a avaliação das funções corporais ou caso seja possível e indicado, deve-se avaliar a mobilidade do paciente. Os principais domínios que devem ser priorizados no ambiente de terapia intensiva são a capacidade para realizar as transferências no leito e fora do leito; bem como de deambular[12].

Diversos instrumentos podem ser utilizados; sendo que na admissão uma das primeiras informações a serem obtidas é a identificação do nível de mobilidade e participação social prévio a internação. Posteriormente, no momento em que o paciente apresentar estabilidade hemodinâmica, respiratória e metabólica; deve-se fazer a primeira avaliação da mobilidade; para identificar o nível de mobilidade para essas transferências e/ou locomoção.

Dentre as escalas mais utilizadas e com propriedades psicométricas testadas estão o Functional Status Score–Intensive Care Unit (FSS–ICU); Physical Function ICU Test (PFIT); Chelsea Critical Care Physical Assessment Tool (CPAx); ICU mobility scale (IMS) e escala de Perme. Também é possível realizar testes físicos como o de velocidade de marcha e o de sentar-levantar por repetições ou por tempo.

É fundamental também que o fisioterapeuta se preocupe com a avaliação da participação social prévia; pois o objetivo final é que o paciente seja capaz de retornar a sua vida laboral e de lazer de forma mais rápida possível, após a alta hospitalar.

Faça suas anotações aqui

## Quantificação das deficiências, limitações de mobilidade e restrição social

Para quantificação das incapacidades encontradas pode-se utilizar a Classificação Internacional da Funcionalidade (CIF); a qual descreve níveis de classificação para as deficiências; limitações e restrições a participação social[3]:

Quadro 7.1 | Classificação Internacional da Funcionalidade(CIF)

| | |
|---|---|
| 0 | Nenhuma dificuldade/perda/déficit (0-4%) |
| 1 | Leve dificuldade/perda/déficit (5-24%) |
| 2 | Moderada dificuldade/perda/déficit (25-49%) |
| 3 | Grave dificuldade/perda/déficit (50-95%) |
| 4 | Completa dificuldade/perda/déficit (96-100%) |
| 8 | Não especificada |
| 9 | Não aplicável |

Fonte: Desenvolvida pela autoria.

## Caso clínico

Paciente 47 anos admitido na UTI por Esclerose lateral amiotrófica em estágio avançado. Evolui contactante; PA:120 x 80 mm Hg; FC:80 bpm em ventilação mecânica (modo assistido → paciente auxilia o ventilador). PiMax = -15 cm H2O. Não apresenta sinais de esforço respiratório e ausculta com murmúrio presente em ambo hemitórax quando acoplado ao aparelho de VM. Ao ser desconectado do aparelho apresenta queda da SpO2 baixo de 90% e importante dispnéia. Apresenta força muscular grau 0 em membros e dependência total para transferências de rolar no leito, deitado-sentado e manter-se sentado. O paciente relata que trabalhava como médico obstetra previamente a evolução da doença. Formule o seu diagnóstico fisioterapêutico.

Diagnóstico do fisioterapeuta: Deficiências das funções respiratória (fraqueza muscular inspiratória; com deficit de oxigenação e dispnéia ao repouso) e neuromioarticular(fraqueza muscular global em membros); com limitação total para transferências de rolar no leito, deitado-sentado e manter-se sentado; com restrição a participação social como médico.

Faça suas anotações aqui

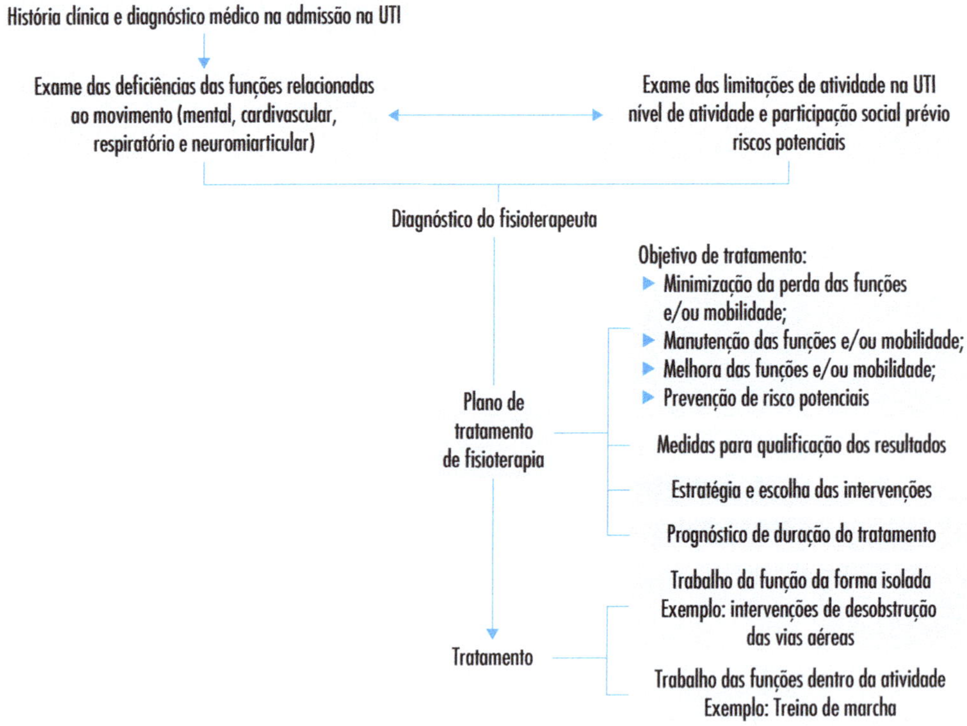


Figura 7.3 | Fluxograma da avaliação de fisioterapia com foco na construção do diagnóstico e planejamento do fisioterapeuta.

Fonte: Desenvolvida pela autoria.

## Conclusão

Para que haja um adequado direcionamento do plano de tratamento de fisioterapia é necessário que haja um diagnóstico do fisioterapeuta que seja preciso. Para isso, torna-se necessário o uso de instrumentos de aferição com boas propriedades psicométricas; bem como que saiba-se o que se pretende identificar com a avaliação.

Faça suas anotações aqui

## REFERÊNCIAS BIBLIOGRÁFICAS


1. Conselho Federal de Fisioterapia e Terapia Ocupacional. Resolução nº 402, de 03 de agosto de 2011. Brasília: COFFITO; 2011.
2. Sampaio RF, Mancini MC e Fonseca ST. Produção científica e atuação profissional: aspectos que limitam essa integração na Fisioterapia e terapia Ocupacional. Rev Bras Fisioter. 2002;6(3):113-118.
3. World Health Organization. International classification of functioning, disability and health. Genebra:World Health Organization; 2001.
4. Martinez BP. Diagnóstico fisioterapêutico na unidade de terapia intensiva. In: Martins JA; Andrade FMD; Dias CM. (Org.). PROFISIO Programa de Atualização em Fisioterapia em terapia Intensiva Adulto:Ciclo 5. 1ed.Porto Alegre: Artmed Panamericana, 2015, v. 1, p. 9-35.
5. Ely EW, Truman B, Shintani A, Thomason JW, Wheeler AP, Gordon S, et al. Monitoring sedation status over time in ICU patients: reliability and validity of the Richmond Agitation-Sedation Scale (RASS). JAMA. 2003 Jun;289(22):2983-91.
6. GLASGOW
7. Gusmao-Flores D, Salluh JI, Chalhub RA, Quarantini LC. The confusion assessment method for intensive care unit (CAM-ICU) and intensive care delirium screening checklist (ICDSC) for the diagnosis of Delirium: a systematic review and meta-analysis of clinical studies. Crit Care. 2012 Jul;16(4):R115.
8. McArdle WD, Katch FI e Katch VL. Fisiologia do exercício-energia: nutrição e desempenho humano. 6. ed. São Paulo: Guanabara Koogan; 2008.
9. Costa D, Gonçalves HA, Lima LP, Ike D, Cancelliero KM e Montebelo MI. Novos valores de referência para as pressões respiratórias na população brasileira. J Bras Pneumol. 2010;36(3):306-12.
10. Pereira CA, Rodrigues SC, Sato T. Novos valores de referência para espirometria forçada em brasileiros adultos de raça branca. J Bras Pneumol. 2007 Jul-Ago;33(4):397-406.
11. Lopez MF; Martinez BP; Simões LP. Mecânica respiratória: fisiologia e monitorização estática.. In: Martins JA; Andrade FMD; Dias CM. (Org.). PROFISIO Programa de Atualização em Fisioterapia em terapia Intensiva Adulto:Ciclo 4. 4ed.Porto Alegre: Artmed Panamericana, 2015, v. 4, p. 133-153.
12. Martinez BP, Alves GAA. Avaliação muscular em terapia intensiva. In: Associação Brasileira de Fisioterapia Cardiorrespiratória e Fisioterapia em Terapia Intensiva; Martins JA, Andrade FMD, Beraldo MA, organizadores. PROFISIO Programa de Atualização em Fisioterapia em Terapia Intensiva Adulto: Ciclo 7. Porto Alegre: Artmed Panamericana; 2017. p. 51–79.(Sistema de Educação Continuada a Distância, v. 3).

Faça suas anotações aqui

Capítulo 8

# Equações e Escores

Cintia Johnston

## Resumo

no contexto de terapia intensiva é importante conhecer e aplicar as diversas equações e escores disponíveis para pacientes gravemente doente.

De forma resumida, neste capitulo serão apresentadas as equações e escore clínicos de maior frequência de aplicação neste contexto.

## Introdução

Este capítulo aborda equações e escores que podem ser aplicados por fisioterapeutas que atuam em Unidade de Terapia Intensiva (UTI), a fim de abordar o cuidado hospitalar em situações de média e alta complexidade.

A complexidade e/ou gravidade clínica desse perfil de pacientes pode limitar os cuidados e intervenções fisioterapia, mas não os excluem.

A proporção de pacientes com doenças crônicas e/ou morbidades está aumentando, cujas consequências não estão totalmente estudadas e identificadas, assim como os números reais não estão adequadamente estimados no Brasil.

Desta forma, cada vez mais importante a avaliação e a monitoração adequada de doentes gravemente enfermos em UTI. A avaliação e a monitoração precisas aumentam a segurança da assistência de fisioterapia, tanto do ponto de vista do paciente quanto do profissional.

| Avaliação Neurológica<br>Escore de Sedação | |
|---|---|
| Escala de Sedação de Ramsay | |
| | Pontos |
| Nível de alerta | |
| Paciente ansioso e agitado ou relaxado ou ambos | 1 |
| Paciente cooperativo, orientado e tranquilo | 2 |
| Paciente responde apenas a ordens verbais | 3 |
| Nível de adormecimento dependente da resposta a uma leve batida na glabela ou a um estímulo sonoro | |
| Resposta ativa | 4 |
| Resposta lenta | 5 |
| Resposta ausente | 6 |

| Escore de Finnegan (Escore de abstinência) | | | |
|---|---|---|---|
| Sinais e Sintomas | Escore | Sinais e sintomas | Escore |
| Choro | | Febre | |
| Excessivo | 2 | 37,8°C – 38,3°C | 1 |
| Contínuo | 3 | > 38,3°C | 2 |
| Dormir após a alimentação | | Frequência respiratória | |
| Menos de 1 horas | 3 | > 60 rpm | 1 |
| Menos de 2 horas | 2 | > 60 rpm e retrações | 2 |
| Menos de 3 horas | 1 | Tremores | |
| Reflexo de Mora | | Grave | 4 |
| Hiperatividade | 2 | Moderado a grave | 3 |
| Marcadamente hiperativo | 3 | Leve | 2 |
| | | Sem tremor | 1 |
| Aumento do tônus muscular | 2 | Sucção excessiva | 1 |
| Bocejos frequentes | 1 | Come pouco | 2 |
| Escoriação | 1 | Regurgitação | 2 |
| Convulsões | 5 | Vômitos em jato | 3 |
| Sudorese | 1 | Fezes semi-pastosas | 2 |
| Cútis marmórea | 1 | Fezes líquidas | |
| Espirros frequentes | 1 | | |
| Prurido nasal | 1 | | |
| Batimento de asa de nariz | 2 | | |

Fonte: Adaptado de Finnegan LP et al, 1975.

| Diagnóstico diferencial da fraqueza muscular em UCI | |
|---|---|
| M – *medications* | Corticosteróides, bloqueadores neuromusculares (pancurônio, vecurônio), zidovudina, amiodarona |
| U – *undiagnosed* | Alteração neuromuscular não diagnosticada: miastenia, síndrome miastênica de Lambert-Eaton, miopatias inflamatórias, miopatias mitocondriais, deficiência de maltase ácida |
| S – *spinal* | Doença da coluna espinal (isquemia, compressão, trauma, vasculite, desmielinização) |
| C – *critical* | Miopatia do doente grave, polineuropatia |
| L – *loss* | Perda de massa muscular (miopatia do caquético, rabdomiólise) |
| E – *electrolytes* | Alterações eletrolíticas (hipopotassemia, hipofosfatemia, hipermagnesemia) |
| S – *systemic* | Doença sistêmica (porfiria, AIDS, vasculite, tóxica, paraneoplásica) |

Fonte: Maramatton BV et al, 2006.

**Classificação da Gravidade de Asma**

| | Intermitente | Persistente Leve | Persistente Moderada | Persistente Grave |
|---|---|---|---|---|
| Sintomas<br>▶ Falta de ar, aperto no peito, chiado e tosse | < = 1 x semana | > = 1 x semana<br>< 1 x dia | Diários mas não contínuos | Diários e contínuos |
| Atividades | Em geral normais | Limitação aos grandes esforços<br>▶ Algumas faltas ao trabalho ou escola | Prejudicadas<br>Algumas faltas ao trabalho ou escola<br>Sintomas aos médios esforços | Limitação diária<br>Faltas frequentes ao trabalho ou escola<br>Sintomas aos pequenos esforços |
| Crises* | Ocasionais<br>▶ Controlados com ßD sem ida à emergência | Infrequentes<br>▶ Algumas requerendo curso de corticoides | Frequentes<br>Algumas com ida á emergência, uso sistêmico ou internação | Frequentes e Graves<br>Necessidade de corticóide sistêmico, internação ou com risco de vida |
| Sintomas Noturnos** | Raros<br>< = 2 x mês | Ocasionais<br>> = 2 x mês<br>< = 1x semana | Comuns<br>2x semana | Quase diárias<br>> 2 x semana |
| Uso ß2 para alívio | < = 1 x semana | 2 x semana | > 2 x semana<br>< 2x dia | > = 2 x dia |
| PFE-VEF1<br>(pré BD) | > 80% predito | 80% predito | < 80% predito<br>> 60% predito | < 60% predito |

*Pacientes com crises esparsas, mas que colocam a vida em risco, devem ser classificados como portadores de asma persistente grave.
**Despertar noturno regular com chiado ou tosse é um sintoma grave. PFE= pico de fluxo expiratório; VEF = volume expiratório forçado em um segundo.

**Escore de Wood-Downes para Asma**

| Variável | 0 | 1 | 2 |
|---|---|---|---|
| $PaO_2$mmHg | 70 – 100 ar ambiente | < = 70 ar ambiente | < 70 $FiO_2$ 40% |
| Cianose | Ausente | + ar ambiente | + FiO2 40% |
| Murmúrio Vesicular | Normal | Desigual | ↓ ou ausente |
| Musc. Acessória | Ausente | Moderado | máximo |
| Sibilas | Ausente | Moderado | máximo |
| Função cerebral | normal | Deprimido ou agitado | comatoso |

Carvalho WB, Johnston C. Bronquiolite e Asma Aguda: Intervenção com Fisioterapia. In: Barbosa AP, Johnston C, Carvalho WB. Fisioterapia. Atheneu, 2008.

**Escore de Obstrução de vias aéreas superiores de Westley – Crupe[21]**

| Sintoma | Escore |
|---|---|
| **Estridor inspiratório** | |
| Nenhum | 0 |
| Quando agitado | 1 |
| Em repouso | 2 |
| **Retrações da musculatura ventilatória** | |
| Nenhuma | 0 |
| Leve | 1 |
| Moderada | 2 |
| Grave | 3 |
| **Entrada de ar** | |
| Normal | 0 |
| Diminuída | 1 |
| Muito diminuída | 2 |
| **Cianose em ar ambiente** | |
| Nenhuma | 0 |
| Com agitação | 4 |
| Em repouso | 5 |
| **Nível de consciência** | |
| Normal | 0 |
| Desorientado | 5 |

Carvalho WB, Johnston C. Estridor (Crupe). In: . Freire LMS. Diagnóstico Diferencial em Pediatria. SP: Guanabara Koogan, 2008.

Faça suas anotações aqui

## Avaliação da Musculatura Ventilatória

SBT teste de ventilação espontânea (Ely EW et al, 1996 e 1999)

PiMáx, $P_{0.1}/P_{100}$ (MacIntyre NR et al, 2001)

IRS = (FR/VC)/peso (Noizet O et al, 2004)

PTI índice pressão-tempo= [(PTP/TCV)/PiMáx]

Relação carga/força (Johnston C et al, 2008)

Índice diafragmático: ID= (CB+CB)/CT

## SBT – Teste de respiração Espontânea

Parâmetros Clínicos e Funcionais para Interromper o Teste de Ventilação Espontânea

| Parâmetros | Sinais de intolerância ao Teste |
|---|---|
| Frequência respiratória | > 35 ciclos por minuto |
| $SaO_2$ | < 90% |
| Frequência cardíaca | > 140 batimentos por minuto |
| Pressão artéria sistólica | > 180 mmHg ou < 90mmHg |
| Sinais e sintomas | Agitação, sudorese, alteração do nível de consciência |

Ely EW et al, 1996 e 1999.
Johnston C et al, 2008

## Avaliação da força e Resistência Musculatura Ventilatória

| Índices utilizados | Formulas | Valores para a extubação |
|---|---|---|
| Índice de respiração rápida superficial (IRS) | IRS=(FR/VC)/peso | ≤ 6,5 com/mL/Kg |
| Relação carga/força (RCF) | RCF=[15x(MAPx3)/PiMáx]+0.03 x IRS-5 | < 4 |
| Índice tensão – tempo 1 (ITT1) | ITT1=[0.5x(P0.1 x 10)xTins/PiMáx] x Tinsp/TCV | < 0,2 $cmH_2O$/cpm |
| Índice tensão – tempo 2 (ITT2) | ITT2=[(MAP/PiMáx)xTinsp/TCV | < 0,05 cm $H_2O$/cpm |
| Índice de oxigenação (IO) | IO=[(FiO2xMAP/PaP2)x100] | Depende do caso clínico |
| Pressão média das vias aéreas (MAP) | MAP=[(PIP -PEEP) x [Ti/(Te+Ti)]+PEEP] | Depende do caso clínico |

Fonte: Carvalho WB, Johnston C. Bronquiolite e Asma Aguda: Intervenção com Fisioterapia. In: Barbosa AP, Johnston C, Carvalho WB. Fisioterapia. Atheneu, 2008.

Faça suas anotações aqui

# Equações relacionadas ao Sistema Respiratório

## Fórmulas para cálculo da resistência e complacência pulmonar

$$\text{Resistência} = \frac{\text{Variação de pressão } (\Delta P)}{\text{Fluxo}}$$

Na presença de uma resistência das vias aéreas aumentada, o fluxo para os pulmões é reduzido se a pressão (trabalho da respiração ou trabalho do ventilador) permanecer constante. Por outro lado, com a redução na resistência das vias aéreas, o fluxo de ar para os pulmões é aumentado com pressão constante (trabalho da respiração ou trabalho do aparelho de ventilação mecânica).

$$\text{Complacência} = \frac{\text{Variação de volume}(\Delta V)}{\text{Variação de pressão}(\Delta P)}$$

Durante a ventilação controlada a volume, o pico de pressão inspiratória do ventilador aumenta na presença de reduzida complacência, Com a melhora (amento) da complacência, a pressão inspiratória diminui.

## Fórmulas para cálculo da resistência e complacência pulmonar

$$\text{Resistência} = \frac{\text{Variação de pressão}(\Delta P)}{\text{Fluxo}}$$

Quando a resistência das vias aéreas é constante, um aumento na variação de pressão gera um fluxo aumentado. Por outro lado, uma redução na variação de pressão produz um fluxo menor.

$$\text{Complacência} = \frac{\text{Variação de volume}(\Delta V)}{\text{Variação de pressão}(\Delta P)}$$

## Fórmulas para cálculo da resistência e complacência pulmonar

Quando a complacência é constante, um aumento na variação de pressão gera um maior volume pulmonar. Da mesma forma, uma redução na pressão reduz o volume pulmonar.

$$\text{Resistência} = \frac{\text{Variação de pressão}(\Delta P)}{\text{Fluxo}}$$

A fim de manter um fluxo constante, um aumento na variação de pressão é necessário para compensar uma resistência maior. Se a resistência diminui, menos pressão é necessária para manter um fluxo constante.

$$\text{Complacência} = \frac{\text{Variação de volume }(\Delta V)}{\text{Variação de pressão }(\Delta P)}$$

Quando um pico de pressão inspiratória é usado em um aparelho de ventilação mecânica no modo pressão limitada (p. ex.: IPPB), o volume distribuído é aumentado na presença de maior complacência. Por outro lado, o volume distribuído por um ventilador de pressão limitada é reduzido com baixa complacência.

## Resistência das vias aéreas

$$\text{Resistência} = \frac{\text{Variação de pressão}(\Delta P)}{\text{Fluxo}}$$

Na presença de uma resistência das vias aéreas aumentada, o fluxo para os pulmões é reduzido se a pressão (trabalho da respiração ou trabalho do ventilador) permanecer constante. Por outro lado, com a redução na resistência das vias aéreas, o fluxo de ar para os pulmões é aumentado com pressão constante (trabalho da respiração ou trabalho do aparelho de ventilação mecânica).

## Resistência das vias aéreas

$$R_{aw} = \frac{(PPI - Pplatô)*}{Fluxo}$$

$R_{aw}$: Resistência das vias aéreas em $cmH_2O/L/s$

PPI: Pico de pressão inspiratória em $cmH_2O$

$P_{platô}$: Pressão de platô em $cmH_2O$ (pressão estática)

Fluxo: Fluxo em L/s

## Diferença alvéolo arterial de oxigênio - $[p(a - a)o_2]$

$$P(A - a)O_2 = P_AO_2 - P_aO_2$$

$P(A - a)O_2$: Diferença álveo alveoloarterial de oxigênio em mmHg

$P_AO_2$: Pressão parcial de oxigênio alveolar em mmHg*

$P_aO_2$: Pressão parcial de oxigênio arterial em mmHg

## Pressão parcial de oxigênio alveolar ($P_AO_2$)

$$P_AO_2 = (PB - P_{H_2O}) \times F_IO_2 - (P_aCO_2 \times 1,25)^*$$

$P_AO_2$: Pressão parcial de oxigênio alveolar em mmHg

$P_B$: Pressão barométrica em mmHg

$PH_2O$: Pressão de vapor de água, 47 mmHg saturada em 37 °C

$F_IO_2$: Fração inspirada de oxigênio em porcentagem

$P_aCO_2$: Pressão parcial de dióxido de carbono em mmHg

1,25: $\frac{1}{0,8} \left(\frac{1}{\text{Quociente respiratório normal}}\right)$

*Essa razão é omitida quando a $F_IO_2$ é maior que 60%.

## Pressão parcial de oxigênio alveolar ($P_AO_2$)

**Exemplo:**

Dados: $P_{B:}$ 760 mmHg

$PH_2O$: 47 mmHg

$F_IO_2$: 40% ou 0,4

$P_aCO_2$: 30 mmHg

$P_AO_2$: (PB – PH2O) x FIO2 – (PaCO2 x 1,25)

: (760 – 47) x 0,4 – (30 x 1,25)

: 713 x 0.4 – 37,5

: 285,7 ou 248 mmHg

## Volume minuto – expirado e alveolar

**Equação 1:**

$$V_E = V_C x f$$

**Equação 2:**

$$V_A = (V_C - V_M) X f$$

$V_E$: Volume-minuto expirado em L/min

$V_A$: Volume-minuto alveolar em L/min

$V_C$: Volume corrente em mL

$V_M$: Volume do espaço morto em mL

f: Frequência respiratória/min

## Volume minuto – expirado e alveolar

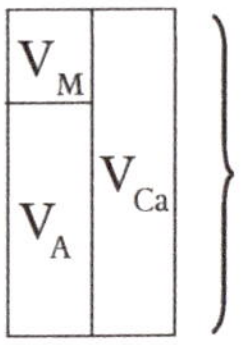


$$V_C \times f = \dot{V}_E$$

Relação do volume corrente ($V_C$) e volume-minuto expirado ($\dot{V}_E$). $f$ é a frequência respiratória por minuto.

## Volume minuto – expirado e alveolar

$$V_A \times f = \dot{V}_A$$

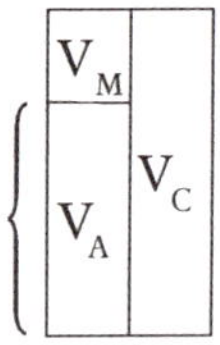


Relação do volume alveolar ($V_A$) e volume-minuto alveolar ($\dot{V}_A$) $f$ é a frequência respiratória por minuto.

## Razão da pressão arterio-alveolar de oxigênio (a/A)

$$\text{Razão a/A} = \frac{P_aO_2}{P_AO_2}$$

Razão a/A: Razão de pressão arterioalveolar de oxigênio em porcentagem

$P_aO_2$: Pressão parcial de oxigênio arterial em mmHg

$P_AO_2$: Pressão parcial de oxigênio alveolar em mmHg*

Faça suas anotações aqui

## Diferença arteriovenosa de oxigênio $[C(a - v)O_2]$

$$C(A\text{-}\bar{v})O_2 = C_aO_2 - C_{\bar{v}}O_2$$

$C(A\text{-}\bar{v})O_2$ : Diferença arteriovenosa de oxigênio em vol%

$CaO_2$: Conteúdo arterial de oxigênio em vol%

$C_{\bar{v}}O_2$: Conteúdo venoso misto de oxigênio em vol%

## Diferença arteriovenosa de oxigênio $[C(a - v)O_2]$

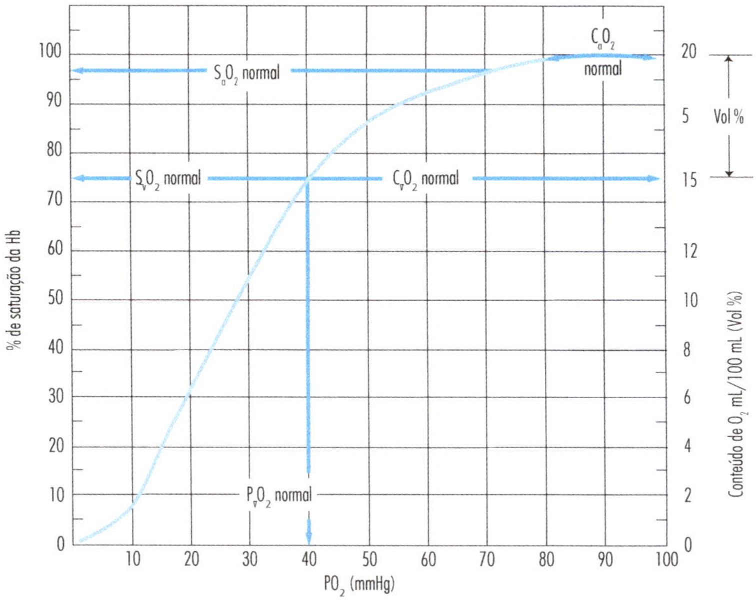


Curva de dissociação do oxigênio. A diferença arteriovenosa de oxigênio é cerca de 5 vol%. Note que os lados direito e esquerdo do gráfico ilustram que aproximadamente 25% do oxigênio disponível é usado no metabolismo dos tecidos, e a hemoglobina que retorna aos pulmões é normalmente saturada 75% com oxigênio.

Faça suas anotações aqui

## Complacência dinâmica (Cdyn)

$$C_{dyn} = \frac{\Delta V}{\Delta P}$$

$C_{dyn}$: Complacência dinâmica em mL/cm$H_2O$

$\Delta V$: Volume corrente corrigido em mL

$\Delta P$: Variação de pressão (pico de pressão inspiratória – PEEP) em cm$H_2O$

## Complacência estática (Cest)

$$C_{est} = \frac{\Delta V}{\Delta P}$$

$C_{est}$: Complacência estática em mL/cm$H_2O$

$\Delta V$: Volume corrente corrigido em mL

$\Delta P$: Variação de pressão (Pressão de platô – PEEP) em cm$H_2O$

## Complacência total (CT)

$$\frac{1}{CT} = \frac{1}{CP} + \frac{1}{CPT}$$

$\frac{1}{CT}$ : Inverso da complacência total (pulmonar e parede torácica)

$\frac{1}{CT}$: Inverso da complacência pulmonar

$\frac{1}{CPT}$: Inverso da complacência da parede torácica

Essa equação descreve a relação entre a complacência total, a complacência pulmonar e a complacência pulmonar e a complacência da parede torácica. É essencial observar que o *inverso* desses valores são exibidos. Por exemplo, se o pulmão e a parede torácica têm ambos 0,2 L/cm$H_2O$ de complacência, a soma desses dois inversos (complacência total) é 0,1 L/cm$H_2O$.

$$\frac{1}{0{,}2} + \frac{1}{0{,}2} = \frac{(1+1)}{0{,}2}$$

$$= \frac{2}{0,2}$$

$$= \frac{1}{0,1}$$

Com a interação entre tórax e pulmão, a complacência pulmonar é igual á complacência total é metade da complacência pulmonar ou da complacência da parede torácica.

## Razão entre o espaço morto e o volume corrente (VM/VC)

$$\frac{VM}{VC} = \frac{(PaCO2 - P\bar{E}CO2)}{PaCO2}$$

$\frac{VM}{VC}$: Razão entre espaço morto e volume corrente em %

$P_aCO_2$: Pressão parcial de dióxido de carbono arterial em mmHg

$P_{\bar{E}}CO_2$: Pressão mista de dióxido de carbono expirado em mmHg*

## Elastância

$$E = \frac{\Delta P}{\Delta V}$$

E: Elastância em cm de $H_2O/L$

$\Delta P$: Variação de pressão em cm de $H_2O$

$\Delta V$: Variação de volume em mL ou L

# $Fio_2$ de duas fontes de gases – Cálculo

$$F_IO_2 = \frac{(1^o\,FIO2 \times 1^o\,fluxo) + (2^o\,FIO2 \times 2^o\,fluxo)}{Fluxo\ total}$$

$F_IO_2$: Concentração de oxigênio inspirado em %

1º$F_IO_2$: Concentração de oxigênio da 1ª fonte de gás em %

1º fluxo: Taxa de fluxo da 1ª fonte de gás em L/min

2º $F_IO_2$: Concentração de oxigênio 2ª fonte de gás em %

2º fluxo: Taxa de fluxo da 2ª fonte de gás em L/min

## $Fio_2$ de duas fontes de gases

Qual é a FIO2 final se 8 L/min de ar são misturados a 2 L/min de oxigênio?

$$FIO2 = \frac{(1^o\,FIO2\ X\ 1^o\ fluxo) + (2^o\ FIO2\,X\,2^o\,fluxo)}{Fluxo\,total}$$

$$= \frac{(0,21\ X\ 8) + (1,00\ x\ 2)}{(8+2)}$$

$$= \frac{1,68+2}{10}$$

$$= \frac{3,68}{10}$$

$$= 0,368 \text{ ou } 37\%$$

## FiO2 necessário para uma PaO2 desejada

**Equação 1:**

$$P_AO_2 \text{ necessária} = \frac{PaO2\ desejada}{razão\,\frac{a}{A}\,*}$$

**Equação 2:**

$$F_IO_2 = \frac{PAO2\ necessária + 50}{713}$$

$P_Ao_2$ necessária: Pressão parcial de oxigênio alveolar necessária para uma

$P_aO_2$ desejada: Pressão parcial de oxigênio arterial desejada

Razão a/A: Razão de pressão arterioalveolar de oxigênio em %

$F_IO_2$: Concentração de oxigênio inspirado necessária para uma $P_aO_2$ desejada

## Relação inspiração:expiração

**Exemplo 1:**

Quando o tempo I e o tempo E são conhecidos:

Qual é a relação I:E se o tempo inspiratório é 0,4 s e o tempo expiratório é 1,2 s?

$$I:E = \left(\frac{\text{Tempo I}}{\text{Tempo I}}\right) : \left(\frac{\text{Tempo E}}{\text{Tempo I}}\right)$$

$$= \left(\frac{0,4}{0,4}\right) : \left(\frac{1,2}{0,4}\right)$$

$$= 1 : 3$$

**Exercício 1:**

Qual é a relação I:E se o tempo inspiratório é 0,6 s e o tempo expiratório é 0,4 s?

[Resposta: I:E = 1,5:1]

## LEI de LaPlace

$$P = \frac{2ST}{r}$$

P: Pressão em $dyn/cm^2$

ST: Tensão superficial em dyn/cm

R: Raio em cm

### Consideração fisiológica

Nos pulmões normais, há milhões de alvéolos de diferentes tamanhos. Se a tensão superficial nesses alvéolos fosse idêntica, os alvéolos menores esvaziariam nos alvéolos maiores [pois um raio menor (r) resulta em uma pressão maior (P) a uma tensão superficial constante (ST)]. Na realidade, á medida que o alvéolo diminui de tamanho, a quantidade *relativa* de surfactante aumenta, reduzindo então a tensão superficial para manter um equilíbrio no gradiente de pressão e estabilidade dos alvéolos de diferentes tamanhos.

**Consideração fisiopatológica**

A Equação mostra que o trabalho da respiração (P) é diretamente relacionado á tensão superficial (ST) do alvéolo. A deficiência de surfactante (como no pulmão prematuro e na SDRA) causa um aumento na tensão superficial pulmonar, que leva a um aumento no trabalho respiratório. A telectasias resultantes da deficiência de surfactante dificultam a respiração em função da relação inversa entre o tamanho do alvéolo (r) e o trabalho da respiração (P). Surfactantes naturais e artificiais têm sido usados para reduzir a tensão superficial de pulmões não complacentes e para melhorar a ventilação (p. ex.: deficiência de surfactante em lactentes prematuros).

## Volumes e capacidades pulmonares

**Equações 1:**

$$CPT = VRI + V_C + VRE + VR$$

$$CPT = CV + VR$$

$$CPT = CI + CRF$$

**Equações 2:**

$$CV = VRI + V_C + VRE$$

$$CV = CI + VRE$$

$$CV = CPT - VR$$

**Equações 3:**

$$CI = VRI + V_C$$

$$CI = CPT - CRF$$

$$CI = CV - VRE$$

**Equações 4:**

$$CRF = VRE + VR$$

$$CRF = CPT - CI$$

CPT: Capacidade pulmonar total

CV: Capacidade vital

CI: Capacidade inspiratória

CRF: Capacidade residual funcional

VRI: Volume de reserva inspiratória

VC: Volume corrente

VRE: Volume de reserva expiratória

VR: Volume residual

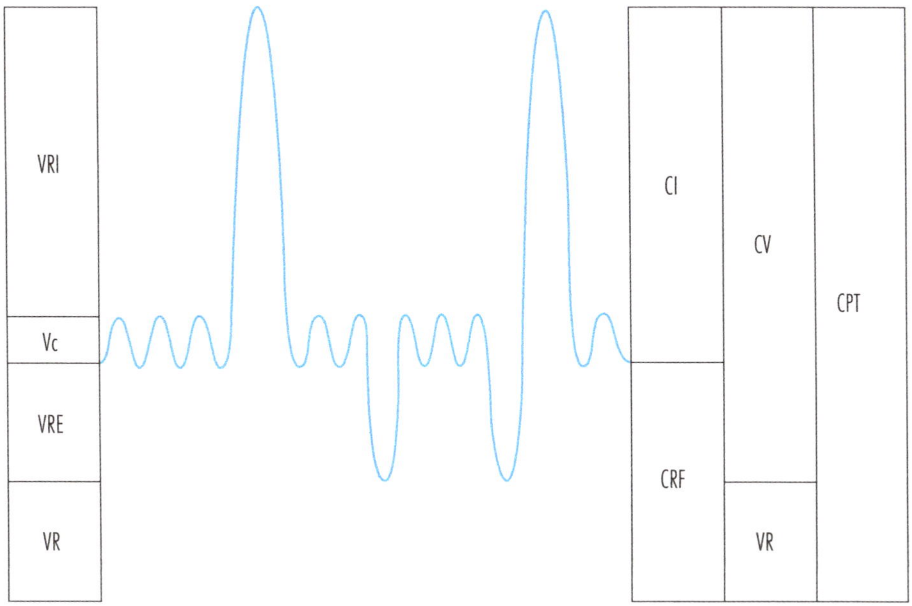


Faça suas anotações aqui

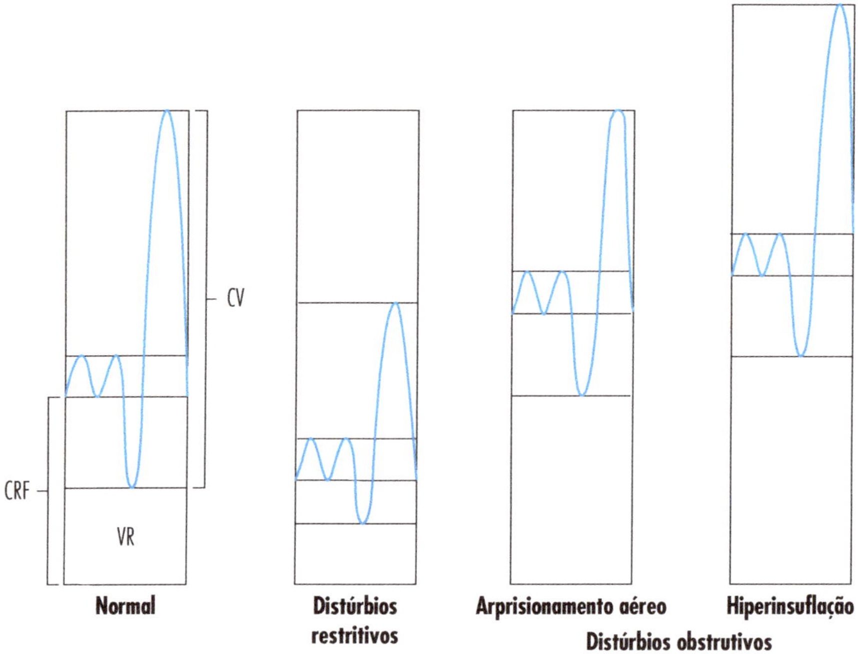


## Pressão média das vias aéreas (mPVA)

Equação:

$$mPVA = \left[\frac{f \text{ X tempo I}}{60}\right] \text{X (PPI} - \text{PEEP)} + \text{PEEP}$$

(Ventilação com pressão constante)

$$mPVA = 0{,}5 \left[\frac{f \text{ X tempo I}}{60}\right] \text{x (PPI} - \text{PEEP)} + \text{PEEP}$$

(Ventilação com fluxo constante)

mPVA: Pressão média das vias aérea em $cmH_2O$ ($P_{VA}$)

*f*: Frequência/min

Tempo I: inspiratório em segundos

PPI: Pico de pressão inspiratória em $cmH_2O$

PEEP: Pressão positiva ao final da expiração em $cmH_2O$

## Conteúdo arterial de oxigênio

$$C_aO_2 = (Hb \text{ X } 1{,}34 \text{ X } S_aO_2) + (P_aO_2 \text{ X } 0{,}003)$$

$C_aO_2$: Conteúdo arterial de oxigênio em vol%

Hb: Conteúdo de hemoglobina em g%

1,34: Quantidade de oxigênio que 1 g de hemoglobina saturada pode reter

$S_aO_2$: Saturação arterial de oxigênio em %

$P_aO_2$: Pressão arterial de oxigênio em mmHg

0,003: Quantidade de oxigênio dissolvido por 1 mmHg de $P_aP_2$

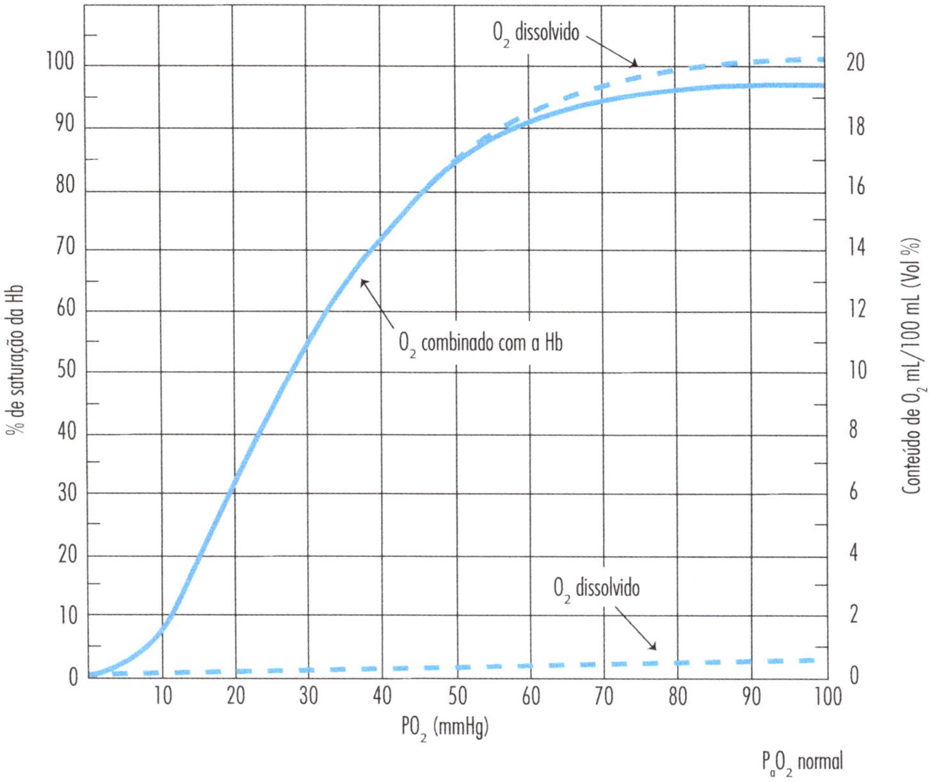


Faça suas anotações aqui

## Conteúdo de oxigênio: capilar (CcO2)

**Equação:**

$$C_cO_2 = (Hb \times 1{,}34 \times S_aO_2) + (P_AO_2 \times 0{,}003)$$

$C_cO_2$: Conteúdo capilar de oxigênio em vol %

Hb: Conteúdo de hemoglobina em g%

1,34: Quantidade de oxigênio que 1 g de hemoglobina saturada pode reter

$S_ao_2$: Saturação arterial de oxigênio em % assumido 100% nos cálculos de $C_cO_2$

$P_AO_2$: Pressão parcial de oxigênio alveolar em mmHg, usado no lugar de $PO_2(P_cO_2)$ capilar

0,003: Quantidade de oxigênio dissolvida para 1 mmHg de $P_aO_2$

## Conteúdo de oxigênio: venoso misto (CVO2)

**Equação:**

$$C_{\bar{v}}O_2 = (Hb \times 1{,}34 \times S_{\bar{v}}O_2) + (P_{\bar{v}}O_2 \times 0{,}003)$$

$C_{\bar{v}}O_2$ : Conteúdo venoso misto de oxigênio em vol%

Hb : Conteúdo de homoglobina em g%

1,34 : Quantidade de oxigênio que 1 g de hemoglobina saturada pode reter

$S_{\bar{v}}O_2$ : Saturação venosa mista de oxigênio em %

$P_{\bar{v}}O_2$ : Pressão parcial de oxigênio venoso misto em mmHg

0,003 : Quantidade de oxigênio dissolvido por 1 mmHg de $P_aO_2$

## Taxa de extração do oxigênio ($TEO_2$)

**Equação:**

$$TEO2 = \frac{C_aO_2 - C_{\bar{v}}O_2}{C_aO_2}$$

$TEO_2$: Taxa de extração de oxigênio em %

$CaO_2$: Conteúdo arterial de oxigênio em vol%

$C_{\bar{v}}O_2$: Conteúdo venoso misto de oxigênio em vol%

Valores normais

20 a 28 %

**Exemplo:**

Dados: $C_aO_2$ = 20 vol%

$C_{\bar{v}}O_2$ = 16 vol%

Qual é a taxa de extração de oxigênio calculada (TEO2)?

$$TEO_2 = \frac{C_aO_2 - C_{\bar{v}}O_2}{C_aO_2}$$

$$= \frac{20-16}{20}$$

$$= \frac{4}{20}$$

$$= 0,2 \text{ ou } 20\%$$

## Equação de Poiseuille

**Equação:**

$$V = \dot{V}\frac{\Delta PR^4\pi}{\mu 18}$$

V: Fluxo

$\Delta$ : Variação de pressão

r: Raio da via aérea

$\frac{\neq}{8}$: Constante da equação

$\propto$: Viscosidade do gás

1: Comprimento da via aérea

Em condições clínicas em que a viscosidade do gás (μ), o comprimento da via (1) e $\frac{\neq}{8}$ permanecem estáveis e não mudam, esses parâmetros podem ser excluídos a fim de facilitar a observação entre a relação das diferentes variáveis que permanecem na equação. A forma abreviada da equação. A forma abreviada da equação de Poiseuille é:

$$\Delta P = \frac{V}{r4}$$

Essa equação mostra que, quando o raio da via aérea (r) diminui pela metade, a variação de pressão (ΔP) deve aumentar 16 vezes para manter o mesmo fluxo. Em outras palavras, broncoconstrição (redução no r) pode levar a um grande aumento do trabalho respiratório (aumento no ΔP). Se o trabalho da respiração não pode ser mantido em virtude da broncoconstrição, o fluxo (V) na via aérea deve reduzir. No teste de função pulmonar, uma redução na medida do fluxo é geralmente indicativa de broncoconstrição.

## Número de Reynolds

**Equação:**

$$R_e = \frac{v \text{ X } D \text{ X } d}{\mu}$$

$R_e$: Número de Reynolds

v: Velocidade do fluido

D: Densidade do fluido

d: Diâmetro do tubo

μ: Viscosidade do fluido

Quando o número de Reynolds é menor que 2.000, ele reflete fluxo laminar, quando acima de 2.000 e 4.000 associam-se com um modelo misto ou de transição (laminar ou turbulento), mas a maioria das referências em cuidados respiratórios indica que esse intervalo de valores relaciona-se com fluxo turbulento. As características do fluxo de gás nessa equação nessa equação podem ser aplicadas ao cuidado respiratório. Um aumento no fluxo de gás (v) ou densidade do gás (D) aumentará o número de Reynolds, tornando o fluxo do gás e a difusão do oxigênio.

Um aumento no tamanho das vias aéreas (d) não aumenta o número de Reynolds, pois o menor fluxo resultante (v) resultante de um aumento no diâmetro das vias aéreas tende a encobrir qualquer mudança significativa no número de Reynolds.

## Equação clássica do shunt (Qsp/QT): fisiológico

**Equação:**

$$\frac{Qsp}{QT} = \frac{C_cO_2 - C_aO_2}{C_cO_2 - C_{\bar{v}}O_2}$$

$Q_{sp}/Qt$ : Shun fisiológico em relação á taxa de perfusão total em %

$C_cO_2$: Conteúdo capilar de oxigênio em vol%

$C_aO_2$: Conteúdo arterial de oxigênio em vol%

$C_{\bar{v}}O_2$: Conteúdo venoso misto de oxigênio em vol%

## Conversão de temperatura (°C para °F)

**Equação:**

$$°F = \left[°C\ \frac{9}{5}\right] + 32$$

°F: Graus Fahrenheit

°C: Graus Celsius

**Exemplo:**

Dados: °C = 37

Calcule em graus Fahrenherit.

$$°F = \left[°C\ X\ \frac{9}{5}\right] + 32$$

$$= \left[37 \text{ X } \frac{9}{5}\right] + 32$$

$$= \left[\frac{333}{5}\right] + 32$$

$$= 66{,}6 + 32$$

$$= 98{,}6$$

## Conversão de temperatura (°F para °C)

**Equação:**

$$°C = (°F - 32) \text{ X } \frac{5}{9}$$

°C: Graus Celsius

°F: Graus Fahrenheit

**Exemplo:**

Dados : °F = 98,6

Calcule em graus Celsius.

$$°C = (°F - 32) \text{ X } \frac{5}{9}$$

$$= (98{,}6 - 32) \text{ X } \frac{5}{9}$$

$$= (66{,}6) \text{ X } \frac{5}{9}$$

$$= \frac{333}{9}$$

$$= 37$$

Faça suas anotações aqui

## Volume corrente baseado no fluxo e no tempo

**Equação:**

$$Vc = Fluxo \times Tempo\ I$$

Vc: Volume corrente em mL

Fluxo: Fluxo em mL/s

TempoI: Tempo inspiratório em s

**Exemplo:**

Dados: Fluxo = 8L/min

Tempo insporatório = 0,5 s

Calcule o volume corrente aproximado.

Primeiro transforme o fluxo de L/min para mL/s. Fluxo em 8L/min é o mesmo que 8.000 mL/60 s ou 133 mL/s.

Vc = Fluxo X Tempo I

= 133 mL/s X 0,5s

= 66,5 mL

## Constante de tempo

**Equação:**

$$t - R \times C$$

t: Constante de tempo em segundos

R: Resistência em $cmH_2O/L/s$

C: Complacência em $L/cmH_2O$

Faça suas anotações aqui

## Índice de desmame: respiração rápida e superficial (IRRS)

**Equação:**

$$IRRS = f/V_C$$

IRRS: Índice de respiração rápida e superficial, em respirações/min/L ou ciclos/L

*f*: Frequência espontânea em respirações/min (ciclos)

$V_c$: Volume corrente espontâneo, em litros

## Conversões de French (Fr) e milímetros (mm)

| Milímetro (mm) | French (Fr) |
|---|---|
| 3 | |
| 0,33 | 1 |

Exemplos

Para coverter mm em Fr, multiplique mm por 3. Por exemplo, um tubo endotraqueal com um diâmetro interno (DI) de 2,5 mm é igual a 7,5 Fr (2,5 X 3).

Para converter Fr em mm, multiplique Fr por 0,33 ou divida Fr por 3, Por exemplo, um cateter de aspiração de 12 Fr é igual a 4 mm (12 X 0,33 ou 12/3).

Faça suas anotações aqui

| Escore para Avaliação da Crupe Modificado de Westley | |
|---|---|
| Interpretação<br>> 8 indica insuficiência respiratória | |
| Indicador inspiratório | Escore |
| **Estridor inspiratório** | |
| Ausente | 0 |
| Ao repouso, com estetoscópio | 1 |
| Ao repouso, sem necessidade de estetoscópio para escutar | 2 |
| **Nível de consciência** | |
| Normal | 0 |
| Alterado | 5 |
| **Entrada de ar** | |
| Normal | 0 |
| Diminuída | 1 |
| Muito diminuída | 2 |
| **Cianose** | |
| Ausente | 0 |
| Se agitado | 4 |
| Em repouso | 5 |
| **Retração** | |
| Ausente | 0 |
| Leve | 1 |
| Moderada | 2 |
| Grave | 3 |

Fonte: Barbosa AP, Johnston C, Carvalho WB. Fisioterapia. Atheneu, 2008.

Faça suas anotações aqui

| Tubos Intratraqueais e Cateteres de Aspiração | | | | |
|---|---|---|---|---|
| Idade | Peso (g/kg) | Diâmetro interno (DI) (mm) | Comprimento oral* (cm) | Cateter de aspiração (French) |
| Recém- nascido (< 28 semanas) | < 1.000 g | 2,5 | 7 | 5 ou 6 |
| Recém- nascido (28 – 34 semanas) | 1.000 – 2.000 g | 3,0 | 8 | 6 ou 8 |
| Recém- nascido (34 – 38 semanas) | 2.000 – 3.000 g | 3,5 | 9 | 8 |
| Recém- nascido (> 38 semanas) | | | | |
| Lactente com menos de 6 meses | > 3.000 g | 3,5 – 4,0 | 10 | 8 para 3,5 mm<br>10 para 4,0 mm |
| Lactente com menos de 1 ano | | 3,5 – 4,0 | 10 | 8 |
| Criança com menos de 2 anos | | | | |
| Criança com mais de 2 anos | | 4,0- 4,5 | 11 | 8 |
| Adulto, mulheres | | 4,5 – 5,0 | 12 | 8 |
| Adulto, homens | | | | |
| | | $\left(\frac{\text{Idade}}{4}\right) + 4$ | $\left(\frac{\text{Idade}}{2}\right) + 12$ | 10 |
| | | 7,0 – 8,0 | 20 – 22 | 12 |
| | | 8,0 – 8,5 | 20 - 22 | 14 |

Notas: Usar tub ET sem balonete para crianças com menos de 8 anos de idade (estreitamento normal da cricoide serve como balonete natural).

*Tubo ET com uma marca na extremidade inferior do tubo: a marca deve estar no nível da corda vocal.

Tubo ET com duas marcas na extremidade inferior do tubo: a corda vocal deve estar entre essas duas marcas.

Fonte: Barbosa AP, Johnston C, Carvalho WB. Monitorização. Atheneu, 2010.

Faça suas anotações aqui

Faça suas anotações aqui

# Sugestões de acesso para estudo complementar

## Sites com conteúdo científico e legislações vigentes no Brasil

https://assobrafir.com.br/

https://www.amib.org.br/

https://www.coffito.gov.br/nsite/

http://rbti.org.br/artigo-listar

https://jped.elsevier.es/

http://www.rbf-bjpt.org.br/pt

https://www.gov.br/saude/pt-br/

https://www.gov.br/anvisa/pt-br

https://www.sbp.com.br/

https://editoradoseditores.com.br/

Capítulo 9

# Exames de Imagem – Raio-x de Toráx, Tomografia Computadorizada e Ultrasonografia

Carlos Fernando Ronchi

## Resumo

No presente capítulo serão abordados os principais pontos referentes ao uso do exame de imagem como recurso para auxiliar no diagnóstico e tratamento determinados pelo fisioterapeuta que atua em Unidade de Terapia Intensiva (UTI). Inclui os tópicos relacionados principalmente ao raio-x de tórax, tomografia computadorizada de crânio e tórax, assim como a ultrassonografia como ferramenta para o diagnóstico e pesquisa clínica à beira leito.

## Introdução

A avaliação clínica do gravemente doente em Unidade de Terapia Intensiva (UTI), é realizada por meio de diversos parâmetros, dentre eles os exames de imagem, como raio-x de tórax, tomografia computadorizada (TC), e mais recentemente, um grande aliado do profissional na assistência beira leito, tem sido o uso da ultrassonografia. Isto se dá principalmente, devido a disponibilidade do aparelho de ultrassom na maioria das UTI e grande acessibilidade pela portabilidade e fácil manuseio, ferramenta diagnóstica que requer treinamento do profissional de saúde que utiliza a mesma.

O paciente gravemente doente, geralmente, necessita de diversos dispositivos para que seu tratamento seja possível, tais como, como tubo orotraqueais, sondas, catéteres venosos, entre outros. Assim sendo, métodos diagnósticos por meio de imagem são necessários para acompanhar a evolução clínica do mesmo, no entanto, alguns estudos têm questionado o uso desta técnica sem uma indicação específica[1]. Desta forma, segundo orientação do Colégio Americano de Radiologia[2] o uso rotineiro diário da radiografia torácica tem sido deixado de lado nas UTIs do Brasil e do mundo. O exame é realizado somente quando é necessário monitorar alguma alteração do quadro clínico do paciente.

## Raio-x de tórax

Muitos foram os avanços recentes nos diagnósticos por imagem, no entanto, o raio-x de tórax continua a ser um dos exames mais realizados dentro da UTI, principalmente pelo seu baixo custo, baixa dose de radiação, disponibilidade e facilidade para realizá-lo, ainda que à beira leito.

Quando se fala de radiografia torácica dentro da UTI, vários fatores podem influenciar a qualidade do exame realizado no leito. Um dos maiores problemas é a qualidade técnica do exame realizado, devido principalmente ao posicionamento adequado do paciente, do filme radiográfico para realização do exame e quantidade de cabos e eletrodos de monitoração, os quais muitas vezes não são totalmente retirados e podem influenciar na qualidade e interpretação do exame.

A realização do raio-x à beira do leito se dá quando o paciente não pode ser deslocado até um centro de imagem devido a gravidade de seu quadro clínico. Assim, o exame é realizado no leito com incidência ântero-posterior (AP), o que pode de alguma forma limitar a qualidade do exame, uma vez que o sombreamento cardíaco nesta posição é maior que quando realizado na incidência póstero-anterior (PA), podendo limitar a avaliação das regiões pulmonares mais distais.

As principais indicações para realização do exame dentro da UTI, segundo as orientações do Colégio Americano de Radiologia[2] são:

1. Avaliação de pacientes com sinais e/ou sintomas cardiopulmonares após cirurgia cardíaca, torácica ou trauma grave, quando não é possível realizar exames laterais e póstero anterior (PA), assim como avaliar clinicamente as bases pulmonares.
2. Pacientes com dispositivos de suporte à vida.
3. Pacientes gravemente enfermos ou clinicamente instáveis.

4. Pacientes que, devido à sua condição clínica, não podem ser transportados para radiografia torácica padrão.
5. Avaliação imediata do pneumotórax após procedimento intervencionista no tórax ou no abdômen.

## Avaliação da qualidade e principais pontos para interpretação do raio-x de tórax

A qualidade técnica do raio-x de tórax dentro da UTI é bastante limitada, e deve levar em consideração diversos fatores, como idade do paciente, sexo, composição corporal, história da doença e quadro clínico atual, posicionamento do paciente no leito, a coluna vertebral deve estar alinhada, por exemplo, ser realizado durante a fase inspiratória. Trata-se de uma exame que requer treinamento do profissional que executa, pois são realizados em pacientes em situações de alta complexidade clínica.

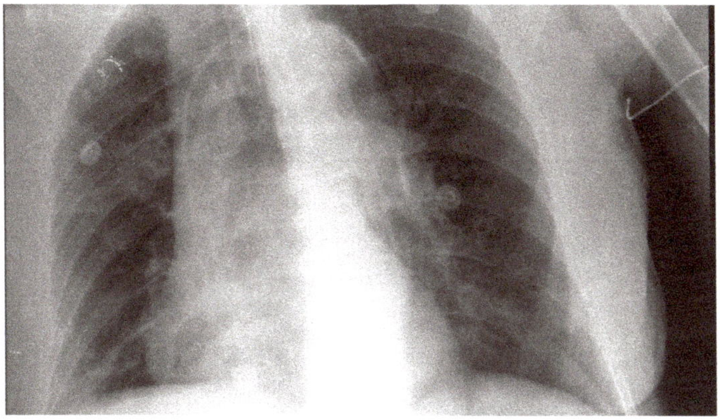

Figura 9.1 | Raio-x realizado no leito com paciente em rotação de tronco.

Fonte: Acervo da autoria.

O exame deve ser realizado preferencialmente durante a inspiração, desta forma, na interpretação é necessário que se visualize ao menos oito espaços intercostais. Na sequência deve-se avaliar ossos e articulações (verificar se não há fraturas, enfisema subcutâneo, neoplasias, etc), características do diafragma (hilos, simetria, seios costofrênicos e cardiofrênicos, verificar se não há derrames presentes ou pneumoperitônio), região mediastinal, ângulos costofrênicos, área cardíaca, avaliar tamanho, se há calcificações, contorno da aorta), ângulos costofrênicos, parênquima pulmonar (infiltrados intersticiais, derrame pleural, pneumotórax, broncograma aéreo, nódulos), e avaliar posicionamneto de catéteres sanguíneos, sondas, drenos mediaistinais e/ou torácicos, assim como tubos orotraqueais e/ou traqueostomia.

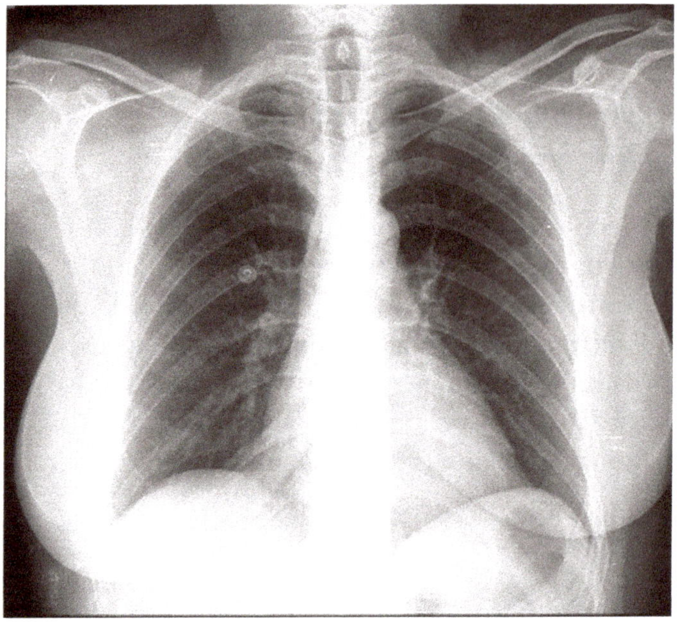

Figura 9.2 | Raio-x bem alinhado e realizado durante a fase inspiratória.

Fonte: Acervo da autoria.

A seguir, iremos discutir algumas situações em que o raio-x de tórax é fundamental para que se possa avaliar a evolução do paciente.

## Tubo orotraqueal

O tubo orotraqueal é a interface que permite o suporte respiratório por meio da ventilação mecânica e, consequentemente possibilitar as trocas gasosas para o paciente. O mesmo deve estar posicionado aproximadamente três a cinco centímetros acima da carina, para que ambos os pulmões possam ser ventilados de forma homogênea. Em caso de intubação orotraqueal seletiva, é necessário que se reposicione o tubo, afim de se evitar risco de desenvolvimento de pneumotórax e atelectasias. Desta forma, o raio-x de tórax pós intubação para controle do posicionamento do tubo é fundamental, devendo ser indicado logo após a estabilização do paciente.

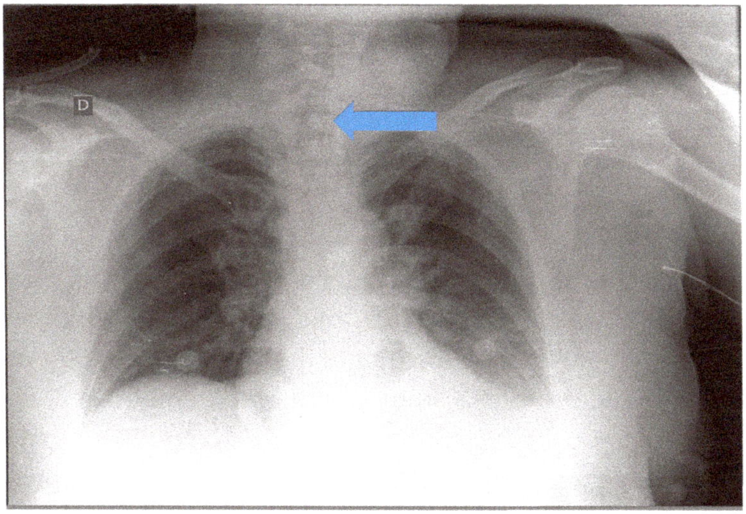

Figura 9.3 | Raio-x de tórax mostrando a presença do tubo orotraqueal.

Fonte: Acervo da autoria.

## Drenos torácicos

Os drenos torácicos são utilizados para drenagem pulmonar e/ou mediastinal, em situações onde o paciente apresenta pneumotórax, derrames pleurais e/ou mediaistinais, com presença de sangue ou líquido, assim como em determinados pós-operatórios em que a colocação do dreno se faz necessária. O objetivo do dreno é realizar a drenagem do conteúdo líquido ou ar, fazendo com que se gere pressão negativa intratorácica, e assim, possa ocorrer a reexpansão pulmonar. O posicionamento do dreno vai depender da situação clínica que o paciente apresenta, podendo ser inserido no 2º espaço intercostal em casos de pneumotórax ou 5º / 6º espaços intercostais em casos de pneumotórax ou derrames pleurais.

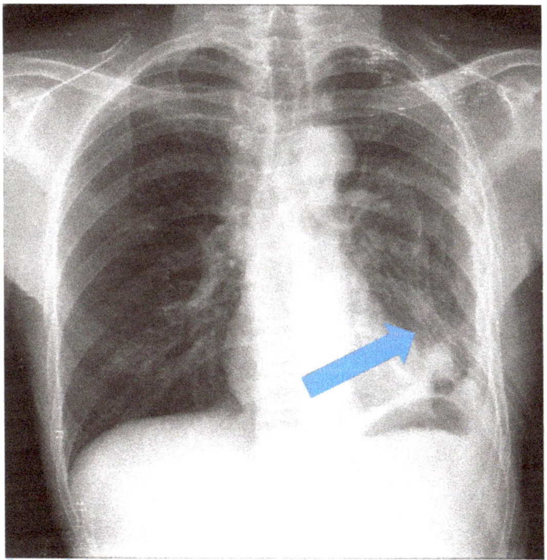

Figura 9.4 | Raio-x de tórax com presença de drenos torácicos em hemitórax esquerdo.

Fonte: Acervo da autoria.

A realização do raio-x de tórax após a colocação de um dreno torácico é fundamental para poder se avaliar além do posicionamento adequado, se não houve dobras durante a inserção do mesmo, assim como, avaliar a evolução clínica após a instituição deste tratamento.

## Cateteres venosos centrais

A utilização de cateteres venosos centrais é muito comum dentro da rotina das UTI, devido ao uso principalmente de drogas sedoanalgésicas e vasoativas, assim como de monitoração hemodinâmica, como é o caso do cateter de Swan-Ganz. Quando é realizada a indicação da colocação de cateter venoso central, o procedimento oferece alguns riscos que são inerentes ao procedimento. Alguns estudos mostram que esta incidência é pequena, mas pode ocorrer, como por exemplo, o cateter estar mal posicionado ou presença de pneumotórax após o procedimento[3].

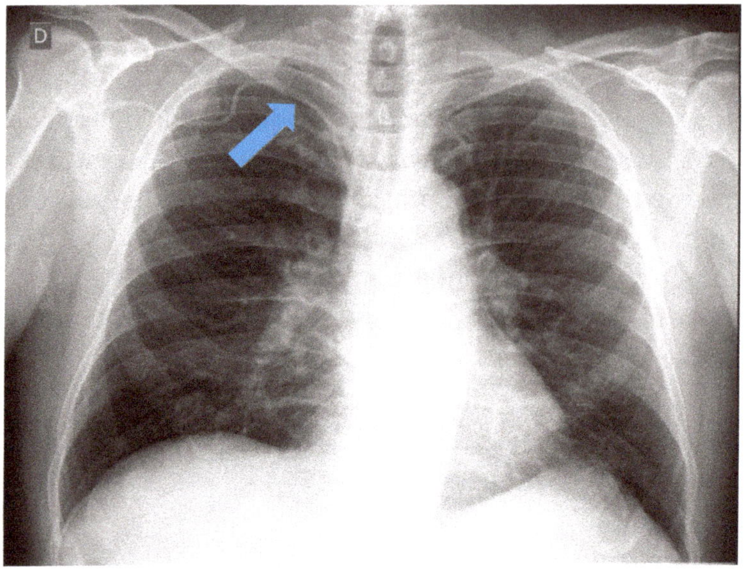


Figura 9.5 | Raio-x para controle de acesso venoso central em veia subclávia direita.

Fonte: Acervo da autoria.

## Sondas nasogástricas e enterais

O uso de sondas para drenagem gástrica e para alimentação de pacientes críticos é rotineira nas UTI. Assim como qualquer outro dispositivo, é importante que estas estejam bem posicionadas para que apresentem bom funcionamento. Uma sonda enteral mal posicionada, por exemplo, pode predispor o risco de acúmulo de dieta na cavidade gástrica, e consequentemente, o paciente pode apresentar episódios de vômito, aumentanto a chance de broncoaspiração e desenvolvimento de pneumonia associada à ventilação mecânica.

A sonda gástrica deverá estar posicionada sempre dentro do estômago, com uma meia curva. A sonda nosoenteral, deve estar posicionada, preferencialmente, pós pilórica para evitar riscos de broncoaspiração. Existe o risco também de que durante a passagem destas sondas, as mesmas possam estar posicionadas nos pulmões, e nem sempre a detecção clínica é precisa. Desta forma, é indicado que se realize raio-x de tórax após o posicionamento da mesma e antes da administração da primeira dieta, no entanto, não é necessário que se realize novos exames de imagem para seguimento.

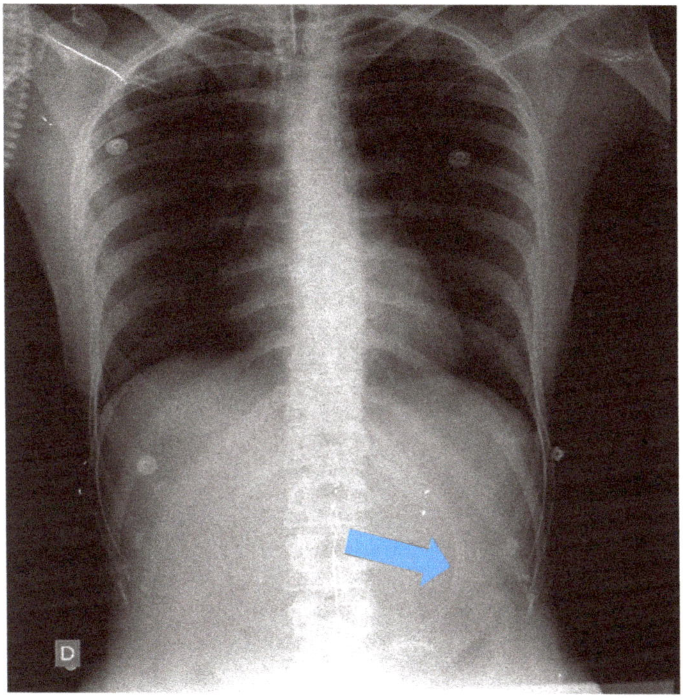


Figura 9.6 | Raio-x para controle de posicionamento da sonda nasoenteral.

Fonte: Acervo da autoria.

# Situações clínicas frequentes em pacientes na UTI

## Pneumonia

A pneumonia é uma infecção do parênquima pulmonar responsável por morbimortalidade significativa, sendo grande responsável por hospitalização[4]. Os pulmões são constantemente expostos a microorganismos e partículas, as quais estão presentes nas vias aéreas superiores, e chegam ao sistema respiratório inferior por meio da respiração. O agente classicamente considerado mais frequente é o *Streptococcus pneumoniae*, contudo, o vírus influenza é também comum e associa-se a doença grave. Geralmente o quadro clínico cursa com febre, tosse com ou sem expectoração e dispneia. O diagnóstico se baseia em achados clínicos (febre, dor, tosse, expectoração) e no exame físico (principalmente ausculta pulmonar, taquipneia e taquicardia), o qual é confirmado pelo raio-x de tórax.

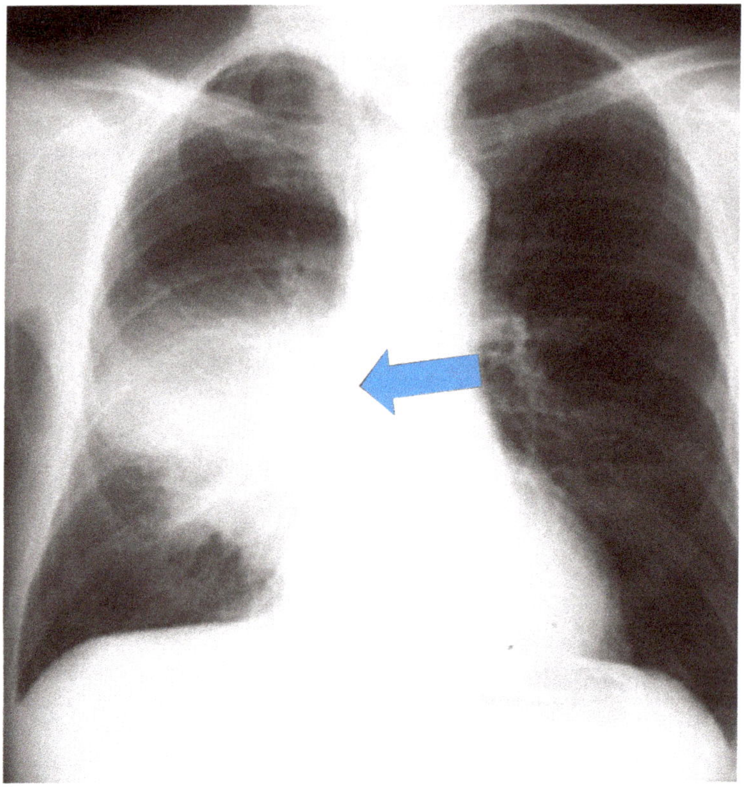

Figura 9.7 | Raio-x de paciente com pneumonia na região de lobo médio direito.

Fonte: Acervo da autoria.

## Doença Pulmonar Obstrutica Crônica (DPOC)

A doença pulmonar obstrutiva crônica é uma doença frequente, prevenível e tratável, a qual é caracterizada por limitação persistente do fluxo aéreo. Os principais sintomas são dispneia, tosse e aumento da expectoração. Atualmente é a quarta causa de morte, e provavelmente, em breve se tornará a terceira maior causa de morte no mundo, com mais de seis milhões de morte em 2012[5]. O diagnóstico é feito por meio da história clínica, avaliação dos sintomas, achados radiológicos e espirometria, a qual é padrão ouro para estratificação da limitação do fluxo aéreo. Os principais achados radiológicos são hiperinsuflação pulmonar, com aumento do diâmetro ântero-posterior e dos espaços intercostais.

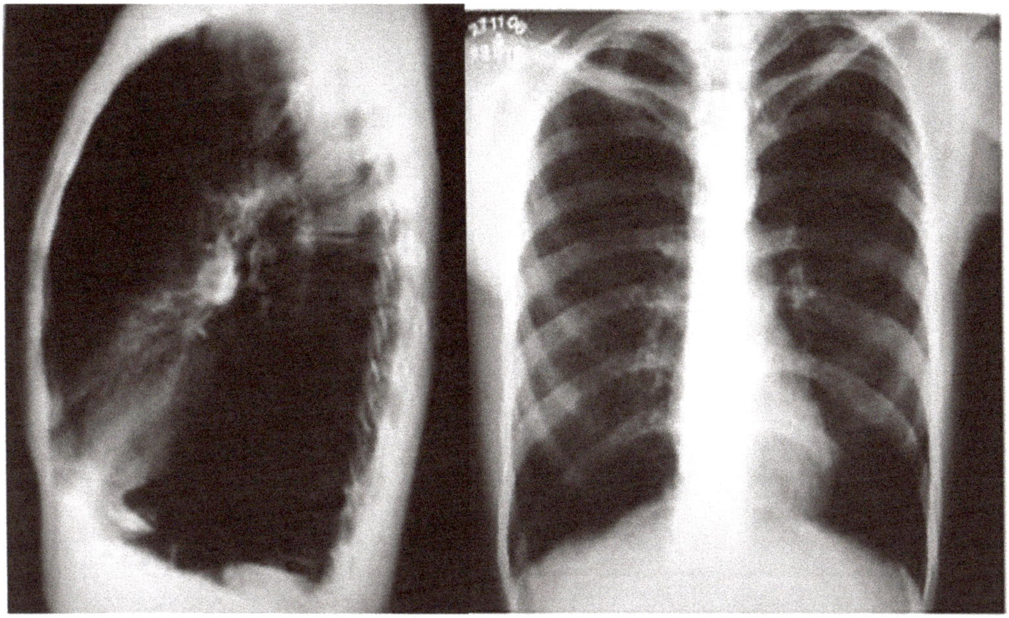

Figura 9.8 Raio-x de tórax de paciente com DPOC. Observa-se aumento característico do diâmetro ântero-posterior visualizado na incidência em pefil (A) e aumento dos espaços intercostais na incidência ântero-posterior (B).

Fonte: Acervo da autoria.

## Atelectasias

A atelectasia pulmonar consiste no colapso de um segmento, lobo ou de todo o pulmão, causando diminuição do volume pulmonar, alterando a relação ventilação/perfusão e provocando shunt pulmonar. Os sintomas da atelectasia variam de sutis ou ausentes, até a piora súbita do estado geral, insuficiência respiratória, cianose e queda da saturação de oxigênio. Caso ocorra acometimento de extensa área pulmonar, pode-se notar redução dos ruídos respiratórios, podendo também existir redução da expansão da parede torácica[6]. No raio-x será observado opacidade da região acometida, geralmente cursando com pinçamento dos arcos costais no hemitórax acometico, sendo esta uma das principais características.

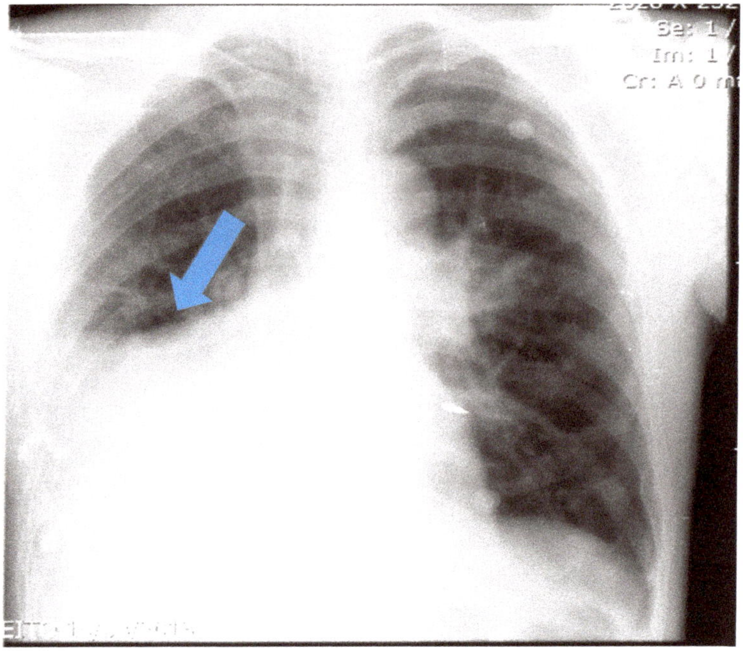

Figura 9.9 | Raio-x de tórax com atelectasia em base de pulmão direito. Imagem característica com velamento da base pulmonar e pinçamento de arcos costais.

Fonte: Acervo da autoria.

## Síndrome do desconforto respiratório agudo

A síndrome do desconforto respiratório agudo (SDRA) é caracterizada por processo inflamatório que causa ruptura da barreira alvéolo-capilar, levando a edema intersticial e alveolar. Há também aumento na resistência vascular pulmonar, que tem início agudo e persiste mesmo após a correção da hipoxemia. De fisiopatologia complexa, caracteriza-se por ser condição com risco de vida, associada a alta mortalidade, morbidade e custos, mesmo com os recentes avanços tecnológicos[7].

É com certeza um dos maiores desafios de suporte ventilatório dentro da UTI, sendo os principais objetivos melhorar a oxigenação e ventilação pulmonar, por meio do uso de ventilação mecânica protetora e pressão positiva expiratória final (PEEP) otimizado, visando melhorar o recrutamento alveolar. Não iremos discutir maiores detalhes sobre o tratamento da SDRA neste capítulo.

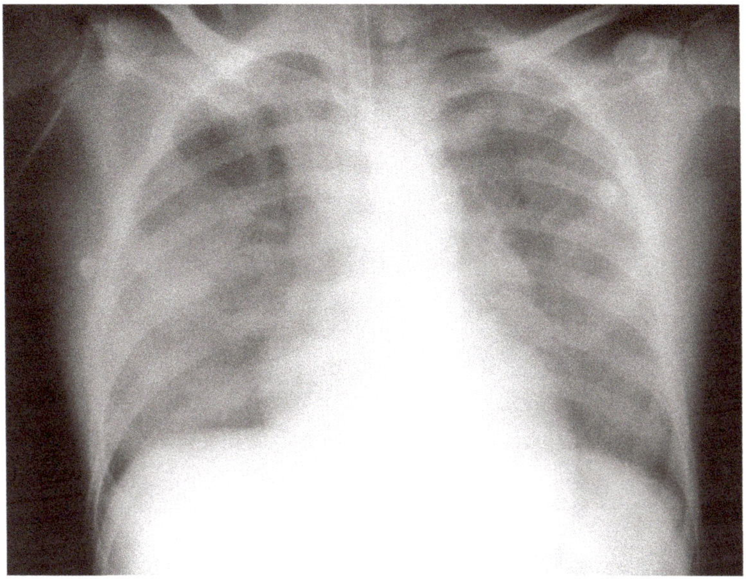

Figura 9.10 Raio-x com infiltrado bilateral difuso, compatível com SDRA.

Fonte: Acervo da autoria.

## Pneumotórax

O pneumotórax é definido como a presença de ar livre na cavidade pleural. É uma situação clínica frequente que apresenta diversas peculiaridades, tanto em sua apresentação clínica quanto no seu tratamento[8]. O pneumotórax pode ser classificado como adquirido ou espontâneo. O diagnóstico é feito pela história e avaliação clínica do paciente, e a confirmação é feita pelo raio-x de tórax.

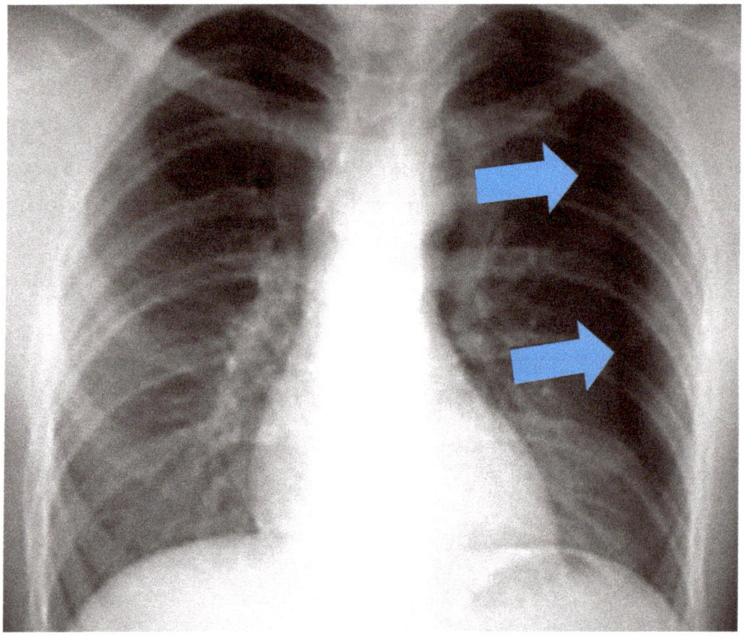

Figura 9.11 | Raio-x de tórax com presença de pneumotórax à esquerda.
Fonte: Acervo da autoria.

Faça suas anotações aqui

## Derrame pleural

O derrame pleural ocorre normalmente durante o curso clínico de uma pneumonia ou abscesso pulmonar. Sua incidência é frequentemente subestimada, podendo aparecer em cerca de 25% a 44% dos casos de pneumonias adquiridas na comunidade (PAC). O quadro clínico do derrame pleural se sobrepõe ao da PAC, sendo ele descoberto devido à realização do raio-x de tórax para o diagnóstico inicial ou avaliação da falta de resposta ao tratamento para a PAC[9].

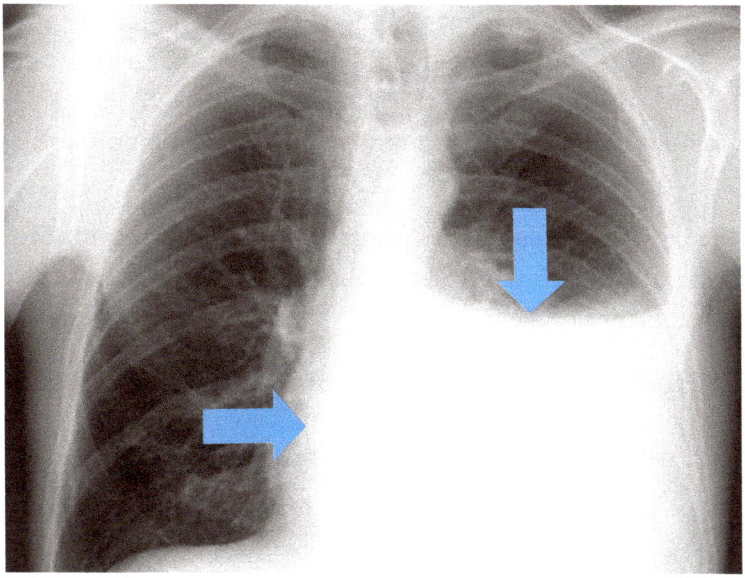

Figura 9.12 | Raio-x de tórax com presença de derrame pleural em base de pulmão esquerdo.
Fonte: Acervo da autoria.

# Tomografia computadorizada

A tomografia computadorizada (TC) é um exame bastante realizado em pacientes de UTI. É um método que se baseia em várias imagens estruturadas e que permite a avaliação das estruturas internas do corpo, por meio de múltiplas projeções obtidas por fonte de raio-x. No entanto, a TC consiste em um exame baseado em imagem bidimensional de um corte tridimensional. Ela permite avaliação mais detalhada das estruturas do corpo. Neste capítulo iremos tratar principalmente da TC de tórax e crânio.

O fisioterapeuta deve saber interpretar a TC, uma vez que grande parte dos pacientes críticos têm lesão de sistema nervoso central (SNC) e tórax, e serão acompanhados por esses profissionais durante sua internação na UTI. Dependendo da lesão, isso irá interferir diretamente no tratamento fisioterapêutico, tanto no que diz respeito a fisioterapia respiratória, como a mobilização precoce.

## Tomografia computadorizada de crânio

A TC de crânio é exame comumente realizado em pacientes com lesões de SNC, como acidente vascular encefálico (AVE), seja hemorrágio e/ou isquêmico, e traumatismo crânio encefálico (TCE). Esses pacientes irão necessitar do atendimento fisioterapêutico durante sua internação na UTI, e também, muitas vezes após a alta hospitalar, uma vez que são pacientes que ficam com sequelas secundárias a estas lesões.

Desta forma, é importânte que o profissional identifique a área de lesão para que possa avaliar possíveis sequelas que o paciente poderá vir apresentar, assim como, irá direcioná-lo na sua proposta de tratamento.

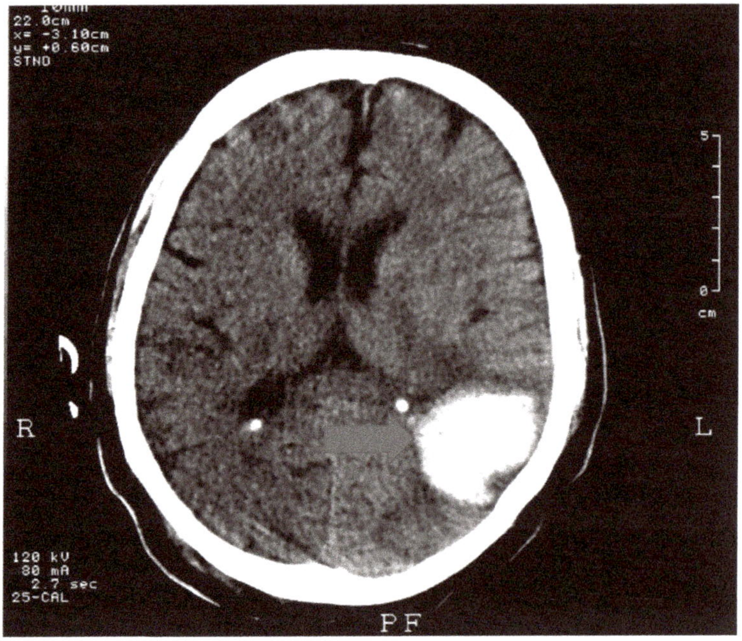


Figura 9.13 | Tomografia computadorizada de crânio de paciente com acidente vascular encefálico hemorrágico em região parieto-occipital esquerda. Área esbranquiçada, característica de lesão hemorrágica.

Fonte: Acervo da autoria.

## Tomografia computadorizada de tórax

A TC de tórax também é instrumento muito utilizado para avaliar de maneira mais detalhada a região torácica, visto que muitas vezes o raio-x por ser um exame de incidência única, não traz muitos detalhes sobre a doença atual do paciente crítico.

É o que vemos na prática clínica com o paciente com SDRA, pois o raio-x mostra infiltrado bilateral difuso na sua avaliação, no entanto, não traz maiores detalhes sobre as regiões mais acometidas, o que pode ser avaliado por meio de uma TC de tórax, e assim, permitir tomada de decisão mais precisa por parte da equipe.

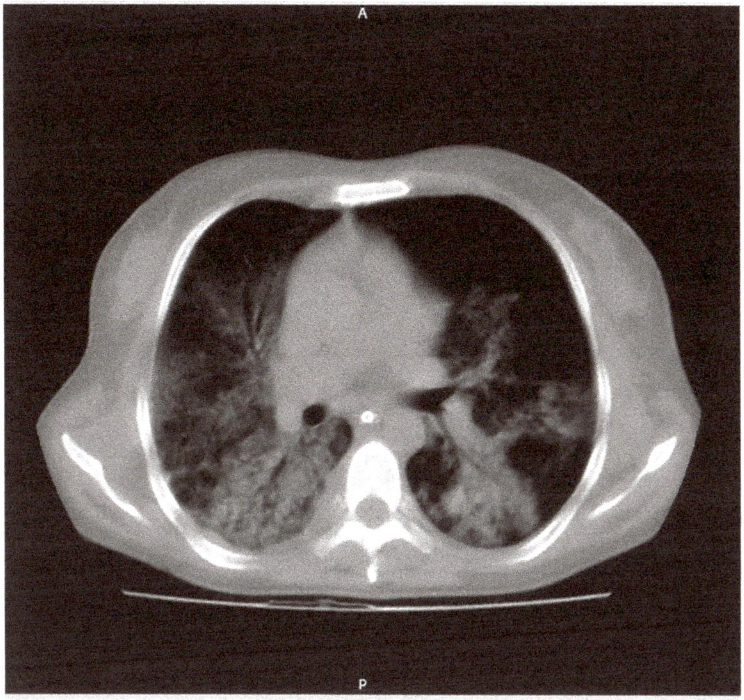


Figura 9.14 Tomografia computadorizada de tórax de paciente com síndrome do desconforto respiratório agudo (SDRA). Observa-se presença de áreas com colapso alveolar e infiltrado pulmonar, principalmente na região posterior de ambos os pulmões, e região média mais acentuada no pulmão direito. No entanto, o parênquima pulmonar na região anterior está preservado.

Fonte: Acervo da autoria.

## Ultrassonografia

O uso do ultrassom (US) como ferramenta diagnóstica na prática clínica vem aumentando cada vez mais dentro das UTI, por todos os profissionais da área da saúde, inclusive pelo fisioterapeuta. Os fisioterapeutas empregam a tecnologia das imagens de US para pesquisas clínicas e outras finalidades, como avaliação da evolução do tratamento, por meio da mensuração da morfologia e função muscular no ganho de força de pacientes submetidos a protocolos de mobilização precoce, por exemplo.

Um exame de ultrassom realizado por profissional de saúde qualificado, geralmente complementa o exame físico, servindo para esclarecer resultados incertos e fornecer orientações quanto ao diagnóstico por imagem. Desta forma, é possível melhorar o sucesso e a segurança dos procedimentos nos cuidados intensivos, especialmente economizando tempo para o diagnóstico e tratamento. No contexto da avaliação do fisioterapeuta, é possível utilizar o US com o objetivo de esclarecer resultados incertos do exame clínico, para melhorar a qualidade e eficácia de uma intervenção de fisioterapia. Isso inclui mensurar a morfologia muscular (por exemplo, comprimento, espessura, diâmetro, área de seção transversal, volume); alterações ou diferenças na morfologia muscular ao longo do tempo (por exemplo, com a sarcopenia no envelhecimento), entre grupos de pessoas ou com eventos (por exemplo, contraturas, lesões, cirurgias, exposição à microgravidade); avaliar o impacto da contração muscular em estruturas adjacentes (movimento e deformação da fáscia, nervos, e órgãos viscerais como a bexiga e a uretra; avaliar a composição muscular e fornecer biofeedback[10].

O ultrassom torácico também é uma ferramenta promissora para o fisioterapeuta. Pode ser realizado rotineiramente à beira leito para fornecer informações em tempo real e precisas sobre o status da pleura, pulmões e diafragma. Isto permite avaliar o comprometimento pulmonar com precisão muito maior do que o raio-x de tórax ou ausculta. A excursão e contratilidade do diafragma também podem ser avaliadas pelo ultrassom[11]. Para que fisioterapeutas realizem avaliações pulmonares com US, o profissional deve possuir amplo conhecimento de anatomia, fisiopatologia pulmonar e semiologia. Ser submetido a um treinamento rigoroso e habilidade prática são essenciais para o uso do US na prática clínica.

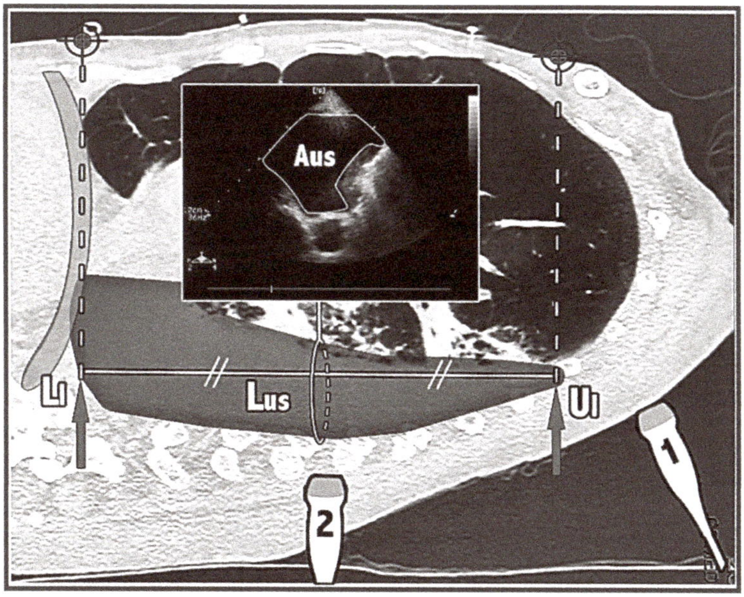


Figura 9.15 Medida do volume do derrame pleural com a abordagem ultrassonográfica em vários planos. O paciente está na posição supina e o exame começa na parte superior do tórax (cabeçote 1) em direção à parte inferior. Cada espaço intercostal paravertebral no hemitórax é explorado usando uma vista transversal. O limite superior do derrame pleural é o primeiro espaço onde é detectado derrame pleural (seta vermelha, Ul); o limite inferior é o último espaço intercostal onde é detectado derrame pleural. O comprimento paravertebral (Lus; em centímetros) é medido entre os 2 pontos de referência (pontos vermelhos, opostos aos limites de derrame pleural) traçados na pele do paciente. A área da seção transversal do derrame pleural (Aus) é medida usando a vista transversal no final da expiração (cabeçote 2), imagem ultrassonográfica esquerda. O volume do derrame pleural (V; em mililitros) é estimado usando a seguinte fórmula: V (mL), Lus (cm) × Aus ($cm^2$). Ul indica limite superior do derrame pleural; Ll, limite inferior do derrame pleural; Lus, comprimento paravertebral; Aus, área transversal do derrame pleural.

Fonte: Adaptado de Aymeric Le Neindre a,, SilviaMongodi b,c, François Philippart a, Belaid Bouhemad. Thoracic ultrasound: Potential new tool for physiotherapists in respiratory management. A narrative review. Journal of Critical Care 31 (2016) 101–109.

## Conclusões

Sempre que possível e indicado, o uso de exames de imagem são essenciais para que o fisioterapeuta, assim como qualquer outro membro da equipe multiprofissional, possa ter um melhor panorama de como está a evolução clínica dos pacientes por estes assistidos. Permite também que se avalie possíveis resultados baseados nas propostas de tratamento, nas tomadas de decisão da equipe, além de ser forte aliado nas pesquisas clínicas incluindo pacientes em UTI.

## REFERÊNCIAS BIBLIOGRÁFICAS

1. Hendrikse KA, Gratama JW, Hove Wt, Rommes JH, Schultz MJ, Spronk PE. Low Value of Routine Chest Radiographs in a Mixed Medical-Surgical ICU. CHEST 2007. 132 (3), 823 – 8.

2. ACR–SPR PRACTICE PARAMETER FOR GENERAL RADIOGRAPHY. American College of Radiology. Reston, VA, EUA. Revised 2018. Available from: https://www.acr.org/-/media/ACR/Files/Practice-Parameters/RadGen.pdf?la=en.

3. Gray P, Sullivan G, Ostryzniuk P, McEwen TA, Rigby M, Roberts DE. Value of postprocedural chest radiographs in the adult intensive care unit. Crit Care Med 1992 Nov;20(11):1513-8.

4. Fonseca S, Barbosa A, Melnikova Z, Silva C, Silva S, Alves V, et al. Pneumonias Pneumocócicas e Pneumonias por Influenza A: Estudo Comparativo. Medicina Interna 2017; 24(2).

5. Global Initiative for Chronic Obstructive Lung Disease (GOLD). POCKET GUIDE TO COPD DIAGNOSIS, MANAGEMENT, AND PREVENTION. A guide for health care professionals. 2019

6. Coutinho JCR, Silva Junior WF. A eficácia da utilização de reexpansão por EPAP, para prevenção e reversão de atelectasia: revisão de literatura. Revista Amazônia Science & Health 2015; 3(4):26-31. doi: 10.18606/2318-1419/amazonia.sci.health.

7. Ronchi CF, Ferreira AL, Campos FJ, Kurokawa CS, Carpi MF, Moraes MA, et al. Interactive effects of mechanical ventilation, inhaled nitric oxide and oxidative stress in acute lung injury. Respir Physiol Neurobiol 2014 Jan 1;190:118-23. doi: 10.1016/j.resp.2013.10.008.

8. Andrade Filho LO, Campos JRM, Haddad R. Pneumotórax. J Bras Pneumol 2006;32(4):S212-S216

9. Pereira RR, Boaventura LR, Dias MF, Ibiapina CC, Alvim CG. Derrame pleural parapneumônico: aspectos clínico-cirúrgicos e revisão da literatura. Rev Med Minas Gerais 2014; 24 (2): S31-S37. doi: 10.5935/2238-3182.20140036.

10. Whittaker JL, Ellis R, Hodges PW, OSullivan C, Hides J, Fernandez-Carnero S. Imaging with ultrasound in physical therapy: What is the PT's scope of practice? A competency-based educational model and training recommendations. Br J Sports Med 2019; 11:1–7. doi: 10.1136/bjsports-2018-100193.

11. Le Neindre A, Mongodi S, Philippart F, Bouhemad B. Thoracic ultrasound: Potential new tool for physiotherapists in respiratory management. A narrative review. Journal of Critical Care 2016; 31:101–109.

Capítulo 10

# Avaliação Funcional do Paciente em Unidade de Internação Hospitalar

Alexandre Simões Dias
Aline Felicio Bueno


## Resumo

Após a fase aguda da doença grave e de um período de internação na Unidade de Terapia Intensiva (UTI) os pacientes gravemente enfermos apresentam perda de massa muscular e consequente *déficit* de força. No entanto, a relação entre as alterações musculares e a funcionalidade na alta para a Unidade de Internação permanece obscura. Entre os fatores que tornam frequente o achado de disfunção muscular nos pacientes internados em UTI's, estão a inatividade (repouso prolongado no leito), inflamação crônica, utilização de agentes farmacológicos (corticosteróides, relaxantes musculares, bloqueadores neuromusculares, antibióticos), e a presença de síndromes neuromusculares associadas ao estado clínico grave do paciente. Todos esses fatores contribuem para um declínio funcional, bem como para um aumento na mortalidade.

No ambiente hospitalar, existem diversos instrumentos para avaliar do desempenho físico desta população, os quais podem auxiliar nas decisões acerca do prognóstico, bem como nortear o tratamento a ser realizado. Atualmente, inovações podem ser inseridas na avaliação e no tratamento destes indivíduos, pois muitos não respondem ao treinamento proposto por apresentarem muitos *déficits* funcionais.

## Introdução

Pacientes que ficam hospitalizados em decorrência da doença crítica, ou seja, que tiveram internados na unidade de terapia intensiva, podem apresentar alterações em diversos sistemas, que podem persistir pelo tempo de um a cinco anos após a alta hospitalar. Entre elas estão a fraqueza muscular, *déficits* cognitivos, dificuldades psicológicas, *déficit* funcional, diminuição da qualidade de vida e resistência para realização de atividades de vida diária (AVD's), gerando dependência para realização de tarefas básicas, como tomar banho ou alimentar-se. Estas perdas funcionais aumentam o tempo de permanência dos pacientes no hospital, bem como o período de recuperação e o processo de reabilitação junto ao sistema de saúde, acarretando um aumento no custo para o paciente, sua família e para o sistema público de saúde.

Existem atualmente 26 instrumentos publicados na literatura que avaliam a funcionalidade de pacientes que permanecem na Unidade de Terapia Intensiva (UTI), mas muito pouco relacionado com os pacientes que estão na unidade de internação. Os mais utilizados preconizam a mensuração de itens relacionados com o grau de dependência dos pacientes, como a realização das Atividades de Vida Diária (AVD's), e na sua maioria são auto-aplicáveis. Entretanto, muitas vezes esses instrumentos não levam em consideração os problemas envolvidos no cuidado destes indivíduos, o que contribui para o aparecimento de barreiras na avaliação da mobilidade e da função física. Dentre estas variáveis estão os drenos, acessos para administração de medicamentos, interface para a realização de hemodiálise, bem como a terapia medicamentosa. Além disso, testes de função física utilizados em outras populações, quando aplicados em pacientes críticos crônicos, necessitam de adaptação, caso contrário não podem fornecer medidas adequadas do *status* funcional dos indivíduos.

Escalas objetivas para avaliar a força muscular como a *Medical Research Council* (MRC), e a mensuração da força muscular através da dinamometria manual são amplamente utilizadas na prática clínica e possuem como principal vantagem o baixo custo e a aplicabilidade beira-leito. Entretanto, a principal característica envolvida nestes métodos de avaliação é a capacidade em que o paciente apresenta para quantificar a força muscular. Uma das alternativas para avaliar a força muscular destes indivíduos seria mensurar a força individualizada. Para isto, é necessário realizar a contração muscular da forma ativa, onde o objetivo seria quantificar a força da musculatura para melhorar a clínica dos pacientes.

Neste capítulo, iremos abordar os principais instrumentos utilizados na avaliação prática dos pacientes internados na unidade de internação, bem como descrever os valores existentes na literatura, e as novas tecnologias que estão sendo utilizadas para a avaliação, acompanhamento, e tratamento destes pacientes.

Os avanços no manejo dos pacientes gravemente doente permitem um aumento considerável das taxas de sobrevivência para esta população, entretanto, após a fase aguda da doença crítica os pacientes enfrentam uma variedade de problemas que iniciam na UTI e continuam após a alta da unidade. A perda de massa muscular aparece como uma importante causa para o aparecimento de uma condição denominada fraqueza muscular adquirida na UTI. Os pacientes que possuem esta situação clínica apresentam uma alteração neuromuscular persistente, podendo estar associada ao tempo de permanência em ventilação mecânica invasiva, bem como a piora no processo de desmame. Estes fatores podem persistir após a alta da UTI.

A inflamação sistêmica também tem sido associada a alterações fisiopatológicas subjacentes às alterações microvasculares, elétricas, metabólicas e bioenergéticas, que podem interagir entre si, bem como contribuir com a perda de força e/ou atrofia muscular. Esta condição comumente é simétrica, afetando predominantemente os músculos dos membros proximais e também os músculos respiratórios. Entre os principais fatores de risco para o desenvolvimento da fraqueza muscular estão a gravidade da doença no momento de admissão na unidade, a presença de sepse, a falência múltipla de órgãos, a imobilidade prolongada no leito, a hiperglicemia, e a idade avançada. O papel dos corticosteroides e dos agentes bloqueadores neuromusculares também não está bem esclarecido. A perda da integridade e da função muscular estão associadas à fraqueza adquirida na UTI e ao comprometimento funcional prolongado.

Pacientes com fraqueza muscular claramente apresentam piores desfechos clínicos e consomem mais recursos do sistema de saúde. Para que ocorra um atendimento adequado de acordo com a condição clínica apresentada pelos pacientes, o profissional deve ter em mente que minimizar as consequências após a alta do paciente da UTI é a chave para o melhor desfecho clínico. Assim, se faz necessária uma avaliação específica e individualizada do grau de força e da funcionalidade apresentada pelos pacientes, e, a partir disto direcionar as intervenções de fisioterapia.

Existem instrumentos amplamente utilizados na prática clínica que utilizam escalas de pontuação de itens referentes às AVD's. O índice de Barthel é um deles, o qual é composto por 10 (dez) itens relacionados as AVD's. Elas podem ser pontuadas iniciando com valor zero (0), que indica total dependência ou incapacidade para a realização das manobras, evoluindo para 5 ou 10 pontos, que indica total independência do paciente. Estas atividades levam em consideração situações como tomar banho, realizar higiene pessoal, alimentar-se, vestir-se, controle esfincteriano, capacidade de subir degraus e realizar transferências da cadeira para cama (e vice-versa) e a deambulação.

Outra escala utilizada é o índice de Katz, que avalia a *performance* de 6 itens das AVD's. Ela utiliza uma escala Likert, que varia de 0 - total independência, até o valor 3, que indica total dependência do paciente. Sua diferença para o índice de Barthel é que esta escala não inclui atividades como subir degraus e deambular. Estas escalas têm como benefício o baixo custo de aplicação, o nível de compreensão dos indivíduos e a possibilidade de ser auto-aplicável, tanto pelo paciente, quanto para o profissional e/ou seu cuidador.

Além da própria condição da doença, há condições extrínsecas ao paciente que interferem no *status* funcional, como a presença de acessos venosos e drenos, que influenciam na mobilidade. Quando estas limitações estão presentes pode ser utilizada a escala descrita pela fisioterapeuta Cristiane Perme, denominada Escala de Mobilidade da Unidade de Terapia Intensiva de Perme, que mensura a mobilidade dos pacientes no momento de admissão na UTI e após a alta da unidade. Ela já foi traduzida e validada para o uso no Brasil. Este instrumento compreende 15 itens agrupados em 7 categorias: estado mental; potenciais barreiras à mobilidadc; força funcional; mobilidade no leito; transferências; marcha (com ou sem dispositivos auxiliares) e resistência, pontuando de 0 a 32 pontos no total. As categorias avaliam desde o estado de alerta do paciente, como a capacidade de seguir comandos, passando pela presença de dispositivos invasivos, até a realização de transferências com ou sem auxílio. Neste instrumento, uma alta pontuação indica alta mobilidade e uma diminuição da necessidade de assistência. Em contrapartida, uma pontuação baixa indica baixa mobilidade e maior necessidade de assistência.

Testes de função física como o teste *Timed Up and Go* (TUG) e o teste de caminhada de 6 minutos tem sua aplicação restrita em pacientes críticos crônicos, devido ao nível de exigência muitas vezes inatingível para os pacientes. No entanto, podem ser utilizados quando os pacientes estão na unidade de internação. O teste de sentar e levantar de 5 (cinco) repetições vem sendo utilizado em grande escala, pois leva em consideração o tempo necessário para o sujeito realizar o movimento de ficar de pé e sentar-se, e como u número de repetições é baixo (somente 5), o tempo gasto para realizar o teste também é pequeno. Este teste reproduz um movimento utilizado nas AVD's, e é considerado um pré-requisito para uma boa mobilidade dos pacientes.

A avaliação da força muscular conta com diversos instrumentos como a escala *Medical Research Council* (MRC) que quantifica o grau de força de cada grupo muscular em valores que variam de 0 (zero) (ausência de contração muscular) a (5) cinco (força muscular utilizada para vencer uma resistência máxima), mediante a realização voluntária de seis movimentos específicos bilateralmente: flexão de ombros, flexão de cotovelos, extensão de punhos, flexão de quadril, extensão de joelho e flexão dorsal de tornozelo. A escala total pode compreender valores de 0 a 60. Quando a pontuação do indivíduo é inferior a 48, sendo a média de MRC para cada segmento menor que 4 (quatro) (movimento contra a gravidade) é sugestivo de fraqueza muscular adquirida. Este método pode ser utilizado em associação com outros métodos quantitativos como a dinamometria manual, amplamente utilizada na prática clínica. O dinamômetro manual é um dispositivo colocado na mão do paciente que recebe a orientação para executar a preensão palmar com a maior força possível e com isso fornecer uma medida em newtons, quilogramas ou *pounds*. As suas principais vantagens estão na facilidade em utilizá-lo, pois o dispositivo é de baixo custo e de fácil transporte.

Recentemente nos centros de pesquisa é possível mensurar a força muscular através de testes mais complexos, como os realizados com dinamômetros isocinéticos, mas além do alto custo é inviável utilizar no contexto hospitalar. A capacidade de produção de força dos músculos extensores do joelho pode ser avaliada por meio de testes isométricos utilizando um sistema de dinamometria acoplado.

Este sistema foi utilizado em nosso grupo de pesquisa, e inicialmente foi desenvolvido para a avaliação dos pacientes críticos internados na UTI, mas também pode ser utilizado para avaliar os pacientes que estão na unidade de internação. O sistema é composto por uma estrutura de aço inoxidável instrumentada com uma célula de carga, onde o sistema de aquisição de dados Miotool (Miotec, Brasil) pode ser armazenado e analisado por um software específico. Os sujeitos são originalmente posicionados no leito na posição supina, com o membro inferior a ser avaliado apoiado sobre a plataforma especial de aço inoxidável com o joelho posicionado em 90°e quadril em 45° de flexão (0° = extensão completa). O membro contralateral deve permanecer estendido ao lado da estrutura de apoio. A plataforma é instrumentada com uma célula de carga fixada à região do tornozelo dos pacientes. Em seguida, é realizada de duas a três contrações voluntárias máximas isométricas da extensão do joelho (CVMis), registrando o maior valor, o que significa o torque máximo (Figura 10.1).

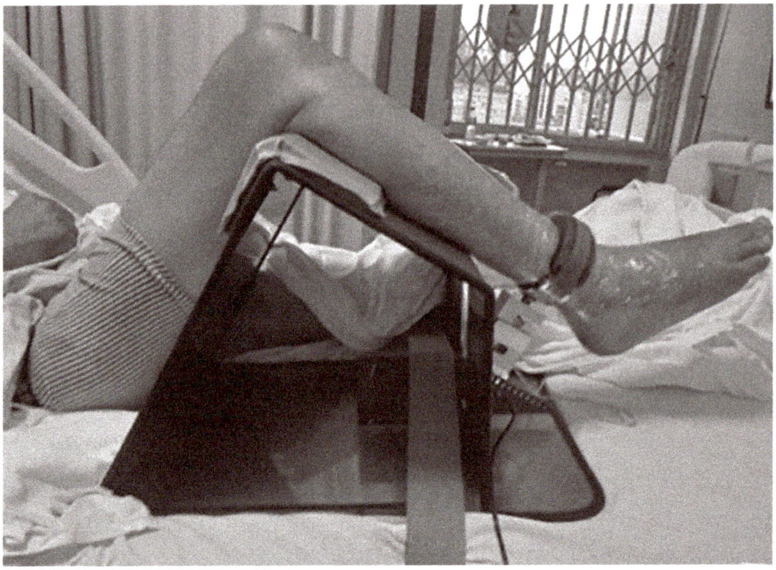

Figura 10.1 | Posicionamento de um paciente da Unidade de Internação do Hospital de Clínicas de Porto Alegre (HCPA) sobre plataforma para realização do teste de CVMi.

Fonte: Acervo da autoria.

A partir da força produzida pelo paciente, é possível observar no software MiotecSuite 1.0 a formação da curva que descreve o pico de torque máximo para uma tentativa de CVMi (Figura 10.2).

Os pacientes muitas vezes apresentam um quadro de perda da capacidade de seguir comandos associados a outros danos devido à internação na hospitalar. Os domínios cognitivos dessa população são afetados e incluem alteração da memória, atenção e velocidade de processamento da resposta neuromuscular. Esse *déficit* pode ser um fator importante para os resultados insatisfatórios encontrados nos testes funcionais, já que estão associados à perda de força muscular.

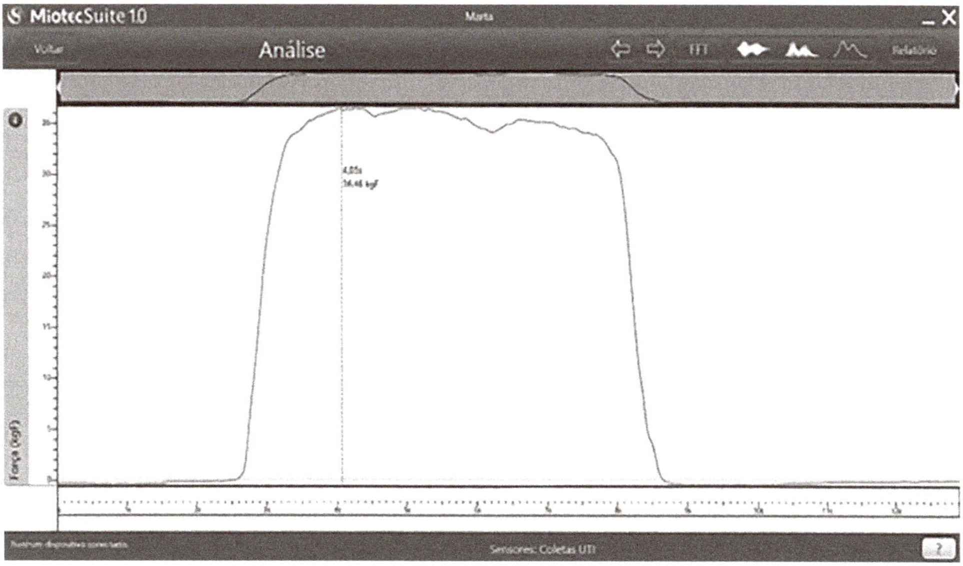


Figura 10.2 Curva de pico de torque detectada pelo software MiotecSuite 1.0 para uma CVMi de um paciente da Unidade de Internação do HCPA. Valor de força descrito em Kilograma força (KgF).

Fonte: Acervo da autoria

Como alternativa a essa limitação foi desenvolvido pelo Laboratório de Engenharia Biomédica do Hospital de Clínicas de Porto Alegre em parceria com o Grupo de Pesquisa em Biomecânica e Cinesiologia (GPBiC) da Universidade Federal do Rio Grande do Sul (UFRGS) um estimulador elétrico clínico que permite o conhecimento objetivo e estimado de força de pacientes que não respondem aos testes voluntários. O *Twitch test* consiste em realizar um pico de torque evocado com corrente bifásica retangular simétrica com duração de pulso de 2 ms (duração de fase = 1ms) e intensidade da corrente máxima do eletroestimulador (~180mA) ajustada em um pulso (*Twitch*) aplicado no ponto motor, especificamente sobre a porção distal do músculo. Os sujeitos são orientados a permanecerem relaxados durante a aplicação dos pulsos.

O posicionamento para realização do teste é o mesmo descrito para a CVMi e consta com os mesmos dispositivos de dinamometria para registro da força e do software MiotecSuite 10 para análise dos dados. Recentemente foi realizado um estudo com o *Twitch test* aplicado no quadriceps de pacientes após a alta da UTI, com o objetivo de descrever a força produzida no movimento de extensão do joelho, onde os valores de força encontrados podem se relacionar com a força máxima do paciente e com os demais testes de força voluntária periférica submáximos. (Figura 10.3).

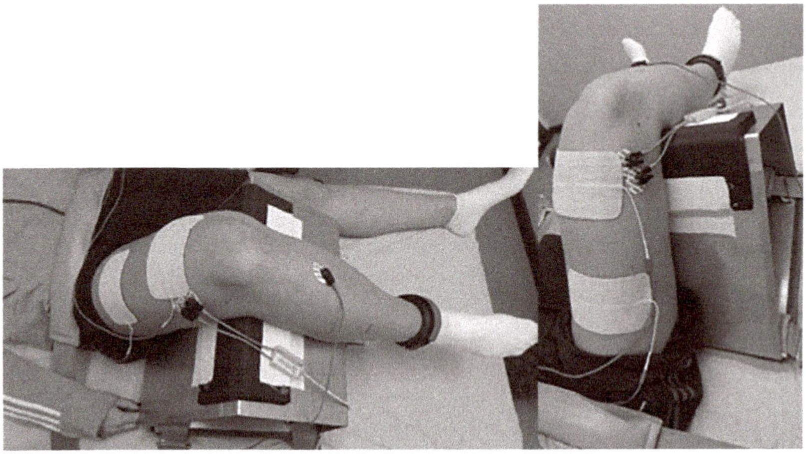

Figura 10.3 | Posicionamento de um paciente da Unidade de Internação do Hospital de Clínicas de Porto Alegre (HCPA) sobre a plataforma para realização do *Twitch test*.

Fonte: Acervo da autoria.

Faça suas anotações aqui

A partir da força produzida pela corrente, é possível observar no software MiotecSuite 1.0 a formação da curva que descreve o pico de torque evocado para cada *Twitch* (Figura 10.4). Utiliza-se a média de 3 contrações produzidas pelo *Twitch* para encontrar o verdadeiro pico de torque evocado.

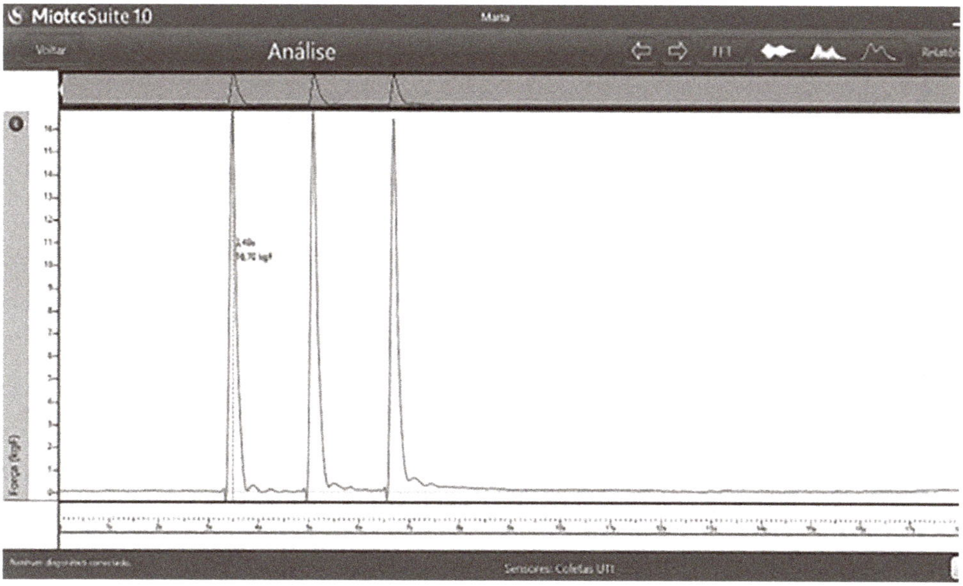


Figura 10.4 Curva de pico de torque detectada pelo software MiotecSuite 1.0 para três contrações produzidas pelo Twitch, com valor de força descrito em KgF.

Fonte: Acervo da autoria.

A seguir, apresentaremos um caso clínico exemplificando a aplicação dos testes descritos até o momento e seus resultados.

Paciente, sexo feminino de 68 anos, altura: 1,52m, peso: 92kg, internada na UTI do HCPA devido à insuficiência respiratória; realizou diariamente um programa de estimulação elétrica neuromuscular (EENM), utilizando um estimulador elétrico e um sistema de dinamometria desenvolvido pelo Serviço de Engenharia Biomédica do HCPA. O membro inferior direito foi posicionado em 90° de flexão de joelho e 60° de flexão de quadril, instrumentado com uma célula de carga conectada ao sistema de aquisição de dados *Miotool* (Miotec, Brasil) e à extremidade inferior por meio de uma presilha. A avaliação da força evocada (FE) foi realizada através do teste supramáximo aplicando-se 3 pulsos singulares (duração de pulso=2ms; intensidade de corrente=180mA), com intervalos de ~1s entre as contrações (par de eletrodos [13cm x 7,5cm] posicionados sobre a porção distal do quadríceps e seu ponto motor (Figura 5). A FE foi avaliada no segundo dia de internação (PRÉ) e após a alta da paciente da UTI (PÓS), e foi calculada pela média do valor de pico das 3 contrações em cada momento.

O programa de EENM consistia de corrente bifásica simétrica (frequência = 80Hz; duração de pulso = 1ms) contrações alternadas entre os membros inferiores (5s ON/ 25s OFF), intensidade de corrente ajustada para produzir ~50% da FE durante 15 min, por 5 dias. A FE pré foi de 2,34KgF e a FR pós foi de 2,04KgF, uma redução de 12,8% na força muscular. Como conclusões houve uma redução da FE após a aplicação da EENM nesta paciente. No entanto, esta perda foi inferior à observada na literatura (2% vs. 5% ao dia), que é de 30% após uma semana de internação na UTI. Os equipamentos utilizados possibilitaram dosagem adequada da EENM com base na sobrecarga mecânica, demonstrando que podem ser utilizados na manutenção da força muscular.

Com base nos achados relatados pelo caso clínico e com todo o disposto neste capítulo, a seguir apresentamos um fluxograma sumarizando as condutas a serem adotadas para avaliação do paciente crítico crônico.

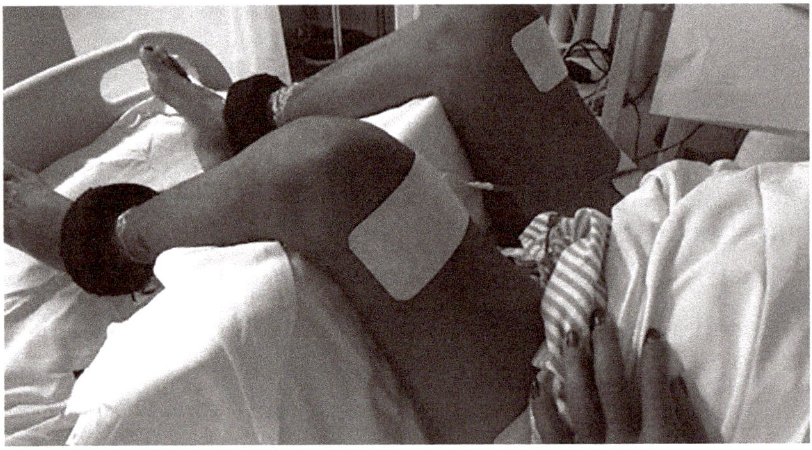

Figura 10.5 | Paciente na UTI do HCPA realizando o treinamento com EENM de membros inferiores.
Fonte: Acervo da autoria.

Faça suas anotações aqui

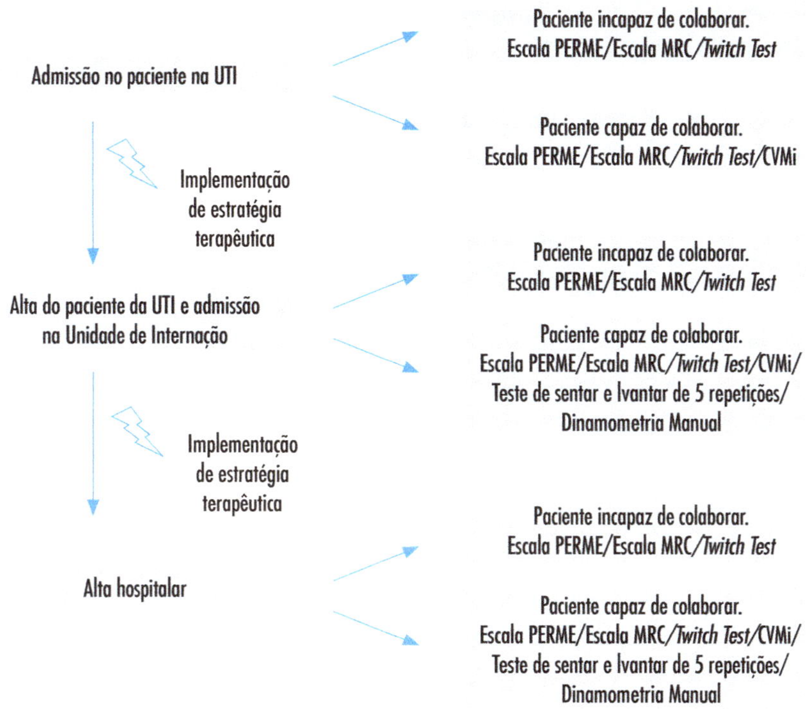


Figura 10.6 Fluxograma de avaliação do paciente no contexto hospitalar.

Fonte: Acervo da autoria

## Pontos-chave

Os avanços no manejo dos pacientes críticos permitem um aumento considerável das taxas de sobrevivência para esta população;

Após a fase aguda da doença crítica os pacientes enfrentam uma grande variedade de problemas que começam na Unidade de Terapia Intensiva e continuam após a alta da unidade;

Estudos longitudinais recentes demonstram deficiências que persistem por pelo menos 1-5 anos após a hospitalização por doença crítica. Entre elas a fraqueza muscular, déficit funcional e diminuição da resistência para realização de atividades de vida diária (AVD's);

Para que ocorra um atendimento adequado de acordo com a condição clínica de cada paciente, o profissional deve ter em mente que o objetivo fisioterapêutico servirá para minimizar as consequências da internação na UTI. Também deve ser enfatizado a realização de uma avaliação precisa do grau de força e de funcionalidade para direcionar as intervenções de acordo com suas particularidades;

Diversos instrumentos quantificam a força muscular e o status funcional de maneira quantitativa objetiva, através de medidas que contam com a capacidade do indivíduo em realizar os testes;

Nos casos em que o paciente não é capaz de colaborar com a realização dos testes, novas estratégias vêm sendo estudadas e buscam sua implementação na prática clínica.

## Conclusões

A avaliação da funcionalidade do gravemente doente, após a UTI, logo que ingressa na unidade de internação, precisa ser realizada de forma ampla, considerando diversos pontos, desde a validade dos instrumentos a serem utilizados na população em questão, como a credibilidade dos mesmos.

É necessário que os resultados das avaliações sejam precisos e suficientes para nortear a conduta terapêutica adotada pelo profissional. Este, por sua vez, tem a responsabilidade de escolher o teste mais adequado e conduzir a sua realização dos mesmos, mesmo em casos onde não haja colaboração por parte do paciente. Este paciente pode apresentar dificuldade em seguir comandos ou até incapacidade de exercer força de maneira ativa. Como apresentado neste capítulo, os *déficits* funcionais que ocorrem após alta na UTI são amplamente conhecidos, no entanto, o momento em que p paciente fica na unidade de internação os profissionais estabelecem objetivos e condutas a partir de uma avaliação adequada.

Faça suas anotações aqui

## REFERÊNCIAS BIBLIOGRÁFICAS


1. Silveira LTYS, Silva JM, Soler JMP, Ling Sun CY, Tanaka C, Fu C. Assessing functional status after intensive care unit stay: the Barthel Index and the Katz Index. Int J Qual Health Care. 2018; 30(4):265-270. DOI: 10.1093/intqhc/mzx203.

2. Marcela H Libuy MH, Szita PC, Hermosilla JP, Arellano DS, Rodríguez-Núñez I, Báez CR. Validity of scales for the functional assessment of critically ill patients.Rev Med Chil. 2017; 145(9): 1137-1144. DOI: 10.4067/s0034-98872017000901137.

3. Melo TA, Duarte ACM, Bezerra TS, França F, Soares NS, Brito D. The Five Times Sit-to--Stand Test: safety and reliability with older intensive care unit patients at discharge. Rev Bras Ter Intensiva. 2019 Jan-Mar; 31(1): 27–33. DOI: 10.5935/0103-507X.20190006.

4. Kawaguchi YMF, Nawa RK, Figueiredo TB, Martins L, Pires-Neto RC. Perme Intensive Care Unit Mobility Score and ICU Mobility Scale: translation into Portuguese and cross-cultural adaptation for use in Brazil. J Bras Pneumol. 2016;42(6):429-34. DOI: 10.1590/S1806-37562015000000301.

5. White C, Dixon K, Samuel D, Stokes M. Handgrip and quadriceps muscle endurance testing in young adults. Springerplus 2013; 2: 451. DOI: 10.1186/2193-1801-2-451.

6. Laghi F, Khan N, Schnell T, Aleksonis D, et al. New device for nonvolitional evaluation of quadriceps force in ventilated patients. Muscle Nerve. 2018; 57(5): 784-91. DOI: 10.1002/mus.26026.

7. Latronico N, Bolton CF. Critical illness polyneuropathy and myopathy: a major cause of muscle weakness and paralysis. Lancet neurol. 2011; 10: 931–41. DOI: 10.1016/S1474-4422(11)70178-8.

8. Curzel J, Forgiarini LA, Rieder MM. Avaliação da independência funcional após alta da unidade de terapia intensiva. Rev Bras Ter Intensiva. 2013;25(2):93-8. DOI: 10.5935/0103-507X.20130019.

9. Helliwell TR, Coakley JH, Wagenmakers AJ, Griffiths RD, Campbell IT, Green CJ, McClelland P, Bone JM. Necrotizing myopathy in critically ill patients. J Pathol. 1991; 164(4): 307-14. DOI: 10.1002/path.1711640406.

10. Helliwell TR, Wilkinson A, Griffiths RD, McClelland P, Palmer TE, Bone JM. Muscle fiber atrophy in critically ill patients is associated with the loss of myosin filaments and the presence of lysosomal enzymes and ubiquitin. Neuropathol Appl Neurobiol. 1998; 24(6): 507-17. DOI: 10.1046/j.1365-2990.1998.00144.x.

11. Schujmann DS, Gomes TT, Lunardi AC, Lamano MZ, Fragoso A, Pimentel M, Peso CN, Araujo P, Fu C. Impact of a Progressive Mobility Program on the Functional Status, Respiratory, and Muscular Systems of ICU Patients: A Randomized and Controlled Trial. Crit Care Med. 2020; 48(4): 491-97. DOI: 10.1097/CCM.0000000000004181.

12. Tang HJ, Tang HY, Chang CM, Su PF, Chen CH. Functional Status in Older Intensive Care Unit Survivors. Clin Nursing Research. 2020; 29(1): 5-12. DOI: 10.1177/1054773818785860.

13. Doiron KA, Hoffmann TC, Beller EM. Early intervention (mobilization or active exercise) for critically ill adults in the intensive care unit (Review). Cochrane Database of Systematic Reviews 2018, Issue 3. Art. No.: CD010754. DOI: 10.1002/14651858.CD010754.pub2.

14. Castro-Avila AC, Serón P, Fan E, Gaete M, Mickan S. Effect of Early Rehabilitation during Intensive Care Unit Stay on Functional Status: Systematic Review and Meta-Analysis. PLoS ONE. 2015; 10(7): e0130722. DOI:10.1371/journal.pone.0130722.

Faça suas anotações aqui